IPOMOEA BATATAS

地瓜
祛病減肥法

李鴻奇◎著

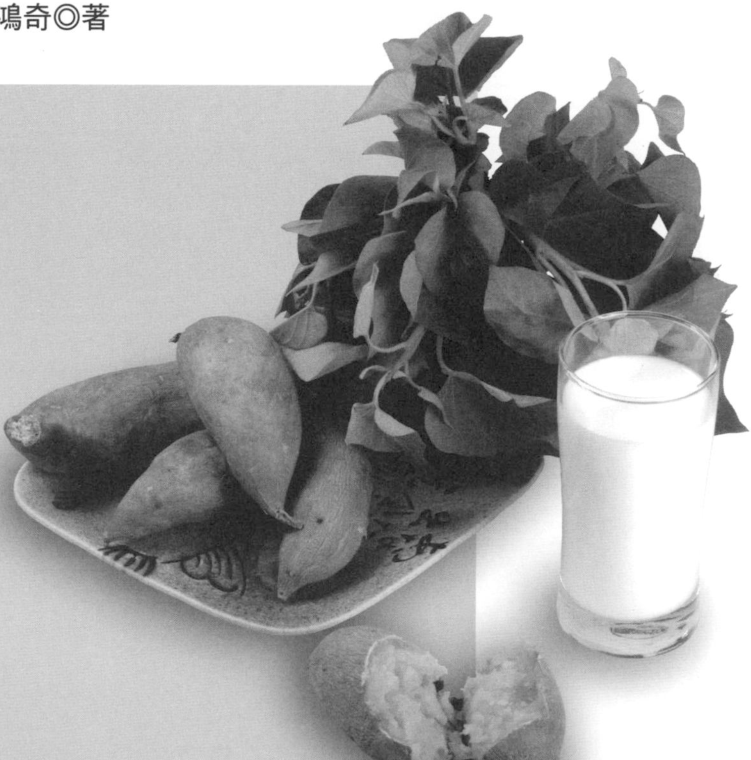

前言

地瓜的原產地為中南美洲，大約在十六世紀從歐洲傳入南亞一帶以及日本。此後，亞洲地區較貧窮的地區就以地瓜類為主食，以它替代白米。

多數經歷過大約半世紀以前貧困年代的人，由於吃怕了地瓜、地瓜籤，所以很不喜歡再吃它。事實上，地瓜不但營養豐富、味道甜美，吃了也很容易有飽足感，並且對養生很有助益。

站在營養學的觀點，地瓜堪稱完美食物，它的維生素C含量約為蘋果的十倍，而且加熱後所含有的澱粉質會糊化，生出一層外膜，因此所含的維生素C不會被破壞，幾乎可以完整保存。

地瓜所含有的維生素E為糙米的兩倍，馬鈴薯的十倍，對於消除疲勞、預防便秘及強化胃腸都很有功效。它還含有很豐富的鉀，為預防成人病不可或缺的成分。

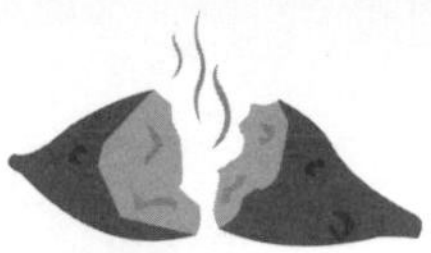

黃色的地瓜含有較多的β-胡蘿蔔素，有利於預防癌症。切開生的地瓜時可以看見有白色的汁液流出，那是一種黏液蛋白，具有降低膽固醇、血糖、血脂和減少皮下脂肪的功效，因此地瓜可說是天然的減肥食品。

根據實證，只要每天吃地瓜、南瓜、胡蘿蔔總計一百公克，比起完全不吃的人，罹患肺癌的機率將半減。另外，地瓜能夠提高消化系統的功能，並增強體力，因此食欲不振、氣力衰弱時，也很適合吃地瓜。

地瓜經過燒烤，由於所含有的成分會濃縮，功效因而倍增。尤其整條連皮烤，所保留的營養成分是最完整的，如果要切塊，最後是在烤熟或蒸熟以後。如果採取煮的方式，加入一片薑，可以促進體內淨化，快速恢復體力。欲煮成甜食，可在離火以前加一些肉桂粉。另外，加入檸檬則更添風味。

在台灣，地瓜一年到頭都能買到，其中以一月到三月的地瓜最為味美可口。地瓜忌低溫，不宜在十三度以下的地方保存。如果已長出黑色斑點，可能會導致中毒。

本書將地瓜中所含的成分做科學分析，並告訴讀者地瓜能為我們如何消除疾病，保養身體，更進一步，如果應用得當，甚至可以幫助我們快速減輕重，同時兼顧健康。

目錄

目　錄

第二章　吃地瓜減肥成功的案例

目　錄

第三章　地瓜能夠治療的疾病

第四章　吃地瓜改善疾病的實例

目　錄

第一章

地瓜可以這樣吃

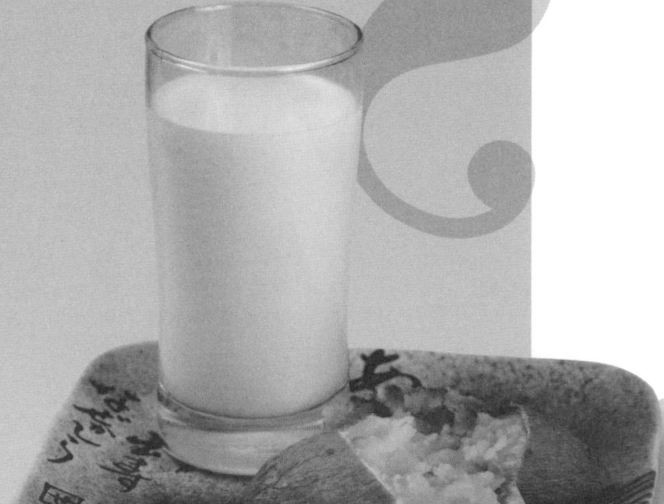

地瓜在我們的生活中已是處處可見的食材，它從過去扮演填飽肚子的悲情角色，翻轉成養生健康的熱門選擇。時至今日，幾乎所有人都知道吃地瓜對健康有益，但是它到底含有什麼營養成分一般人卻很模糊。以下先來介紹一下地瓜所含有的各種營養素，希望能夠幫助您下定決心好好開始吃地瓜。

地瓜的營養成分

水分：六十八・二克
蛋白質：一・二克
脂肪：〇・二克
糖質：二十八・七克
纖維：〇・七克
灰分：一克
鈣：三十二克
磷：四十四毫克
鐵：〇・五毫克
鈉：十三毫克
鉀：四百六十毫克
維生素A：十微克
維生素B_1：〇・一毫克
維生素B_2：〇・八毫克

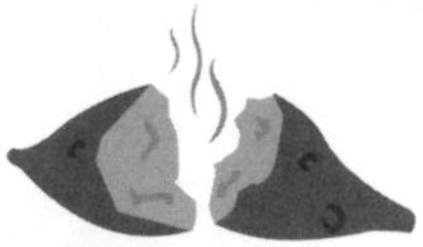

維生素C：三十毫克　　消化性多糖類：二・四一克
木質素：五・〇九克　　丙種纖維素：十九・二七克
半纖維素：五・六五克

除此以外，地瓜還含有維生素P與維生素K。吃地瓜可以減肥，也可以改善很多疾病，以下將逐一說明。

地瓜的基本吃法

地瓜含有多種維生素，其中維生素C含量很豐富，甚至多過橘子，而且它的維生素C很安定，即使加熱也不會損失。吃烤地瓜能夠使皮膚變美麗，就是其中維生素C發揮出的效果。地瓜的維生素A的含量也很多，它能使皮膚潤澤有彈性，減少皺紋，還能使血行轉為良好，抗老化。

烤過的地瓜趁熱吃，實在比昂貴的栗子更為可口，但有人以為它的熱量很高，吃了容易發胖。事實上正好相反。雖然地瓜是一種澱粉質，但所含的卡洛里比想像中低，而且又有豐富的維生素、礦物質以膳食物纖維，可說是一種很理想的減肥食品。

不過有些人吃了烤地瓜以後，胃部會感到焦悶。欲防止這種現象，不妨同時喝一些牛奶，或是把牛奶加入搗成泥的烤熟地瓜一起吃。烤地瓜配合牛奶的吃法，正可以補充所缺乏的動物性蛋白質以及鈣質，站在營養學的觀點，是一種很完整的營養食品，同時在味覺上也是一種享受。另外，地瓜裡的膳食纖維和牛奶都會使人有飽足感，用來減肥不容易因為飢餓而亂食。

烤地瓜之所以好吃，是因為地瓜裡的澱粉加熱後會變成糖，吃起來甜甜的，但它和一般的甜食是不一樣的。同時，它含有很多膳食纖維，能降低體內油脂，促進排泄。

地瓜最基本的吃法就是烤地瓜，您需要準備的器材是烤箱或烤爐。首先，將地瓜洗淨，不必刮掉外皮，擦乾之後，放入爐中烤。烤的過程中，翻動幾次，使它能夠全部熟透。大約三十分鐘後，試著用筷子插入地瓜，如果可以輕易插入，表示已經熟透。

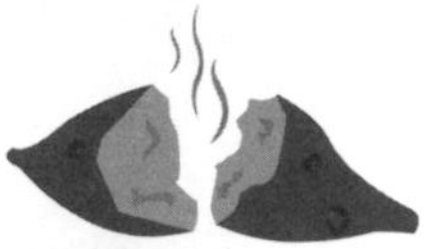

您可以單獨吃烤地瓜（剝皮或不剝皮皆可），也可以搭配牛奶一起食用，只要將烤地瓜搗成泥，與牛奶攪拌成糊狀即可。如果目的是減肥，可用地瓜牛奶糊取代其中一餐，不吃其他食物。

如果對牛奶過敏或是不喜歡喝牛奶，可以改用下面的方法：將烤地瓜搗成泥後加入一匙黃豆粉，攪拌均勻後食用。也可以將烤地瓜加上黑醋，這種吃法每天只能吃一次，適合腸胃健康但下腹部脂肪多的人。

地瓜Q&A

Q：烤地瓜時用哪一種地瓜比較好呢？

A：每一種地瓜都適用。在各種地瓜中，以紅心地瓜含有的胡蘿蔔素最高，也就是所含的維生素較多，更有利於強化皮膚粘膜，提高皮膚的潤澤度。白色地瓜含有最多的鉀以及鈣、鎂、鋅、磷，是人體細胞新陳代謝、活化臟器不可缺的物質，還具有造血作用的維生素B_{12}、使細胞延緩老化並促進血管保持彈性的維生素E、提高肝功能的維生素K……等等。綜合以上，既然它能提高人體的很多機能，自然能夠加速脂肪的燃燒，當然有助於減肥了。

Q：市面上出售的「芋仔地瓜」（紫色地瓜）也能夠用來減肥嗎？

A：自由基會使我們的身體「生銹」而老化，而抗氧化物質的功用就在於消除自由基。恰有如堅硬的鐵也會生銹而變得脆弱一般，我們體內的細胞「生銹」以後，就會變得不堪一擊，如此一來，血管壁就會受傷而引起動脈硬化，或者引發癌症。

近些年來，掀起了一陣喝紅葡萄酒的旋風，因為它對增進健康很有幫助。紅葡萄酒所以對身體有益處，不外是它含有所謂「多酚」的抗氧化物質，也就一種可以消除自由基的物質。紫色地瓜就含有很多的多酚，能夠防止上述心血管疾病的發生。

此外，多酚中有一種稱為「花色玳」的紫紅色素，經研究證實，花色玳對視力的增進很有幫助，而紫色地瓜也含有很豐富的花色玳，而這種花色玳很容易被人體所吸收。如果您想減肥，又想抗病、增進免疫力以及視力的話，不妨多吃一些紫色地瓜。

Q：在哪一個時段吃烤地瓜比較有助於減肥呢？

A：最有效的減肥法是在晚餐時不要吃其他任何食物，只吃一、兩條小地瓜，加上少許牛奶。如果想更快就達到減肥目的，可以連早餐也這樣吃，或者是將牛奶以黃豆粉、黑醋等取代。午餐則可以照常吃，所以不必擔心營養不均衡的問題。

Q：地瓜減肥只能利用「烤地瓜」的方式嗎？

A：採取吃「烤地瓜」的方式，是因為這樣能夠將營養成分完整地保存，並兼具美味。當然，也可以採取飲用地瓜生汁的方式，或是蒸食或煮食。

地瓜的其他吃法

地瓜紅豆飯

◇材料：

地瓜一百公克、洋蔥半個、蒜末一小匙、橄欖油一大匙半、高湯一大匙半、煮好的紅豆六十公克、糙米飯三百公克、炒熟的黑芝麻適量、胡椒、鹽、醬油各少許。

◇做法：

(1)地瓜連皮帶肉切成小塊，洋蔥切成細絲。

(2)炒鍋放入橄欖油，用弱火炒香蒜末。

(3)爆出蒜香味後，放入洋蔥炒至透明，再放入地瓜炒數分鐘，加入高湯同煮。

(4)放入紅豆，加鹽、胡椒、醬油調味，最後放入糙米飯煮四分鐘。

(5)撒上黑芝麻就即可離火。

地瓜烤乳酪

◇材料：

地瓜四百公克、沙拉油適量、洋蔥半個（切成細絲）、芹菜末少許、白醋一小匙、鮮奶兩大匙、脱脂奶粉兩大匙、粉狀乳酪一大匙、麵包粉一大匙、胡椒、鹽、糖、芝麻油少許。

◇做法：

(1)地瓜洗淨，刨掉外皮，切成一公分厚的小片，放入醋水中（醋佔水的二%）浸泡五分鐘後撈起，放入熱水裡川燙幾下。

(2)炒鍋入沙拉油，加到大熱，放入洋蔥絲炒至透明後，加入白醋、鮮奶、脱脂奶粉同炒。

(3)將地瓜倒入鍋中，加上鹽、糖、胡椒、味精等調味。

(4)在容器內側塗抹一層芝麻油，放入材料，撒上粉狀乳酪、麵包粉，置入烤箱，以兩百度烤二十至三十分鐘。

(5)取出後，撒上芹菜末即成。

地瓜牛蒡

◇**材料：**

地瓜兩百公克、紅蘿蔔三分之一條、蒟蒻四分之一條、毛豆三十公克、牛蒡五十克、生香菇一朵、高湯一杯半、醬油半匙、酒一匙，鹽少許。

◇**做法：**

(1)地瓜刨除外皮，洗淨，浸入醋水中（醋佔水的二%），十分鐘後撈起，磨成泥。

(2)紅蘿蔔、生香菇切成薄片。牛蒡清洗兩三次後，亦切成薄片。

(3)毛豆用鹽水煮熟。蒟蒻放入熱水中川燙，再浸入冷水五分鐘後，切成小片。

(4)高湯入鍋加熱，加入紅蘿蔔，煮至熟軟後，加入香菇、蒟蒻、牛蒡。

(5)全部材料煮熟後（過程中須一邊撈除浮沫），加入醬油、酒、鹽。

(6)用湯匙掬起地瓜泥做成丸子，加入鍋中煮熟，最後加入毛豆即成。

地瓜沙拉

◇**材料：**

地瓜兩三個、檸檬四分之一個、美奶滋兩匙、綠花椰菜一小棵、萵苣、鹽、胡椒各少許。

◇**做法：**

(1)地瓜洗淨煮熟，趁熱去掉外皮，搗碎成泥，加入檸檬汁。

(2)綠花椰菜洗淨，切成小朵，燙熟。

(3)萵苣切成細丁。

(4)將地瓜泥加入美奶滋、鹽、胡椒充分拌勻，置於盤子上。

(5)放上綠花椰菜，撒上蒿苣細丁即成。

地瓜牛奶

◇材料：

地瓜一百克、腰果三十克、鮮奶一百CC、砂糖適量。

◇做法：

(1)地瓜洗淨，削掉外皮，磨成泥狀（亦可將地瓜切成小塊，用果汁機打成泥）。

(2)腰果炒熟後剁碎。

(3)將地瓜泥與腰果放入杯中，加入鮮奶、砂糖，充分攪拌即可，分成兩次飲用。

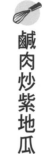

鹹肉炒紫地瓜

◇**材料：**

紫地瓜一百五十克、洋蔥八十克、鹹肉兩片、沙拉油一大匙，鹽、胡椒少許。

◇**做法：**

(1)紫地瓜洗淨，刨掉外皮，縱向對剖，切成一公分厚的半月型，浸水一分鐘後撈起。

(2)洋蔥切絲，鹹肉切成一立方公分的小丁。

(3)將沙拉油燒熱後放入紫地瓜，用弱火炒到熟軟。

(4)加入洋蔥、鹹肉再炒幾分鐘，最後以胡椒、鹽調味即成。

蜂蜜檸檬地瓜汁

◇**材料：**

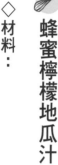

地瓜一百克、冷開水一大杯、檸檬一個、蜂蜜少許。

◇**做法：**

(1)地瓜削掉外皮，切成小塊，加入一杯冷開水，以果汁機打成汁。

(2)檸檬擠汁備用。

(3)將地瓜汁加入檸檬汁以及少許蜂蜜即成，分為早晚兩次飲用，可減肥、降血壓。

地瓜糯米糕

◇**材料：**

地瓜一百克、糯米兩杯、水兩杯、黃豆粉半杯，砂糖、鹽少許。

◇**做法：**

(1)地瓜洗淨，烤熟。

(2)糯米洗淨後，浸水三十分鐘，加入等量的水煮熟。

(3)把煮熟的糯米飯、烤熟的地瓜（去皮）加入砂糖和鹽，趁熱攪拌。

(4)把前項材料搓成適當大小的丸子，沾上黃豆粉，早晚各吃一半，有減肥功效。

地瓜蘋果汁

◇**材料：**

地瓜一百五十克、蘋果五十克、檸檬汁一大匙、柳橙汁一百CC。

◇**做法：**

(1)將檸檬汁、柳橙汁同放入玻璃容器中備用。

(2)地瓜、蘋果洗淨，削掉外皮，用果汁機打成泥。

(3)將以上兩項混合均勻後即成。

地瓜紅蘿蔔

◇**材料：**

地瓜一條、紅蘿蔔一條、洋蔥一個、薑末一小匙、牛奶一百CC、三杯水；鹽、植物油、胡椒、太白粉各少許。

◇**做法：**

(1)地瓜、胡蘿蔔洗淨後削掉外皮，切成成一公分厚度的小片，放入水裡浸泡後瀝乾。

(2)洋蔥切成一公分厚度。

(3)植物油放入鍋中燒熱，放入洋蔥，炒到透明後放入瀝乾水分的地瓜和蘿蔔，再加上薑末同炒。

(4)炒五、六分鐘後，放入水，煮到熟軟，加入牛奶、鹽、胡椒調味。

(5)用太白粉水勾芡即成，早晚各吃一小碗。

地瓜優酪乳沙拉

◇**材料：**

黃色或紅色地瓜一百克、小黃瓜一條、小蕃茄五個、優酪乳四大匙到三大匙、鹽少許。

◇**做法：**

(1)小黃瓜洗淨，對半切成四個長條，再切成一公分寬的小丁，撒鹽後放置十五分鐘，擠掉水分。

(2)地瓜削掉外皮，切成一立方公分，放入滾水中燙十分鐘，撈起瀝乾水分。

(3)小番茄切成對半，與小黃瓜丁、地瓜丁一起放入盤中，淋上優酪乳其成。可取代早餐或晚餐，有顯著的減肥效果。

地瓜胡蘿蔔一夜漬

◇**材料：**

紅或色地瓜一百克、大白菜兩葉、紅蘿蔔半條、醬漬料一百CC。

◇**做法：**

(1)地瓜削掉外皮，切成細長條，浸入醋水（醋二十%，水八十%）五分鐘，撈起瀝乾。

(2)紅蘿蔔切成同地瓜的細條狀，白菜切成小片。
(3)將以上所有材料放入大碗中，加上醬漬汁後充分揉動，經過一夜即可食用。

地瓜炒毛豆

◇**材料：**

地瓜一百克、紅蘿蔔三分之一條、蒟蒻五十克、香菇一朵、毛豆少許，醬油一匙，沙拉油兩小匙、酒一大匙、鹽半小匙、高湯一杯。

◇**做法：**

(1)地瓜洗淨削掉外皮，切成薄片，浸入醋水。
(2)紅蘿蔔、燙過的蒟蒻切成與地瓜相同的薄片。
(3)香菇泡軟，切成碎末；毛豆燙熟備用。
(4)沙拉油燒熱，香菇爆香，放入地瓜、紅蘿蔔、蒟蒻炒熟後，加入毛豆以及調味料拌炒均勻即成。在早餐或者晚餐時吃。

地瓜炒飯

◇**材料：**

紅色或黃色地瓜一百克、紅蘿蔔三分之一條、豆皮半張、香菇兩朵（泡軟）、酒一大匙、醬油半大匙、砂糖一大匙、柴魚片少許。白飯半碗。

◇**做法：**

(1)地瓜削掉外皮，切成小片，放入醋水浸泡。

(2)豆皮用滾水去油後切成小片。

(3)紅蘿蔔切成細長條，香菇切成小片。

(4)將酒、醬油、砂糖放入鍋中煮沸，放入地瓜片、豆皮、紅蘿蔔、香菇，煮到熟軟後，加入柴魚片。

(5)在白飯裡加入上項，充分攪拌即成。取代早餐或晚餐。

地瓜炒青椒

◇**材料：**

地瓜一百克、青椒兩個、沙拉油半大匙、酒一大匙、黑醋一大匙，鹽少許。

◇**做法：**

(1)地瓜洗淨削掉外皮，切成五公分長的細條，放入滾水裡燙五分鐘，撈起瀝乾。

(2)青椒剖開去籽，切成細長條。

(3)沙拉油入鍋燒熱，放入地瓜條、青椒條炒熟。

(4)加入酒、黑醋，充分攪拌後即成。可取代早餐或晚餐，或替代米飯、副食。

地瓜煮蝦

◇**材料：**

地瓜一百克、蝦子一百克、青椒一個、洋蔥三分之一個、香菇一朵（浸過水），太白粉一大匙、蕃茄醬一大匙、醋十CC、酒一大匙、鹽少許。

◇**做法：**

(1)蝦子剝掉外殼，以酒去腥，撒上太白粉，放入滾水裡燙一下。

(2)地瓜剝掉後切成薄片，放入滾水裡燙五分鐘，瀝乾備用。

(3)青椒去籽，切絲。洋蔥切成細長條，香菇泡軟切碎末。加入太白粉、蕃茄醬、醋拌勻。

(4)沙拉油燒熱，將前項材料入鍋，待洋蔥熟透之後加入地瓜及蝦，再加入酒以及少許的鹽。

(5)最後放入太白粉水勾芡即成。

糖醋白地瓜

◇**材料：**

白地瓜一百克、醋兩大匙、砂糖兩大匙、切碎的紅辣椒、檸檬皮各少許。

◇**做法：**

(1)白地瓜削掉外皮，縱剖成兩半，再斜切成薄片，浸入醋水裡十分鐘後撈起瀝乾。

(2)將地瓜加入醋、糖、紅辣椒、檸檬汁，經過一晚即可食用。

第二章

吃地瓜減肥成功的案例

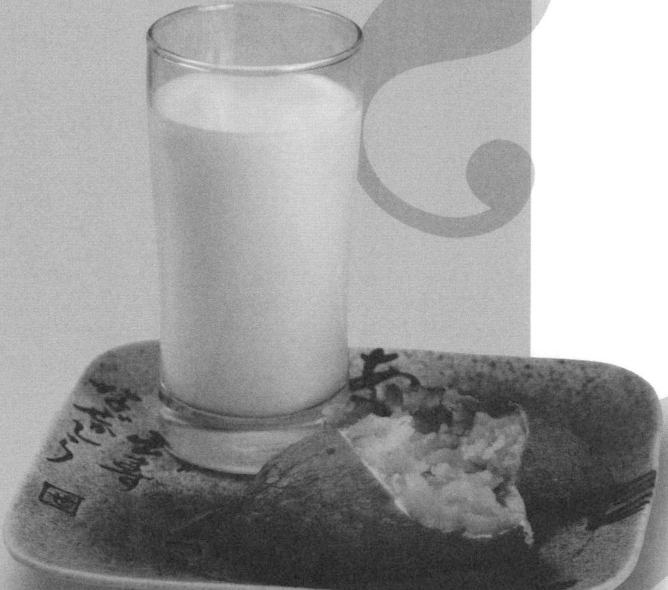

案例❶ 三個月減輕八公斤，血糖值降低

我一向很福態，大家都叫我「大科呆」（傻胖子）。我的身高為一七六公分，體重卻有一百零二公斤。

今年三十八歲的我，並不是最近才開始發胖的。我年輕就有一百公斤上下，看起來動作有點笨拙，時常成為取笑的對象。所幸，我並沒有胖子特有的疾病。

我的血壓正常，血糖值方面也沒有問題，算是一個健康的胖子。正因為如此，我從來就不曾減肥。

大約三、四年前，我實施了所謂的「卡洛里控制減肥法」，因為一直在吃低卡洛里的食物，體力和抵抗力都變差，時常小病不斷，還動不動就氣喘如牛。而且，低卡食物和減食所帶來的飢餓感，使我焦躁不安，時常發脾氣。

減了一段時間，我說服自己，肥胖只是讓我的外表不好看，並沒有大不了的病痛，應該不用減肥吧！於是，我又開始自由自在地飲食，有時甚至大吃大喝。

結果到了去年底，我從公司安排的定期健康檢查中得知，我的血糖值已高到一四〇mg／dℓ！當時我嚇了一跳！雖然血糖值並非很高，但是醫生警告我最好要減重，否則如果血糖值繼續升高，將來可能會引發糖尿病。

聽了醫生的話，我開始慌張起來，但是我實在不想在餓肚子之下減肥。後來我求教一位成功減肥的同事，他勸嘗試看看吃烤地瓜的減肥法。他一再強調，這種減肥法絕對不會有飢餓感。

烤地瓜時可以使用烤箱，我那位同事卻有一台烤地瓜機，他把它借給了我，在家裡的瓦斯爐上就可以烤出很可口的地瓜。烤地瓜器很像土鍋，不過鍋底更深一點，還鋪著陶製的小石子。我通常一次烤二到三條小地瓜，先用強火烤三十分鐘，用筷子戳戳看，確認已經熟了，再把它翻過來，用弱火烤五分鐘。

那位同事告訴我，用烤地瓜取代晚餐是最有效的方式。由於我每天都需要加班，於是，我索性把烤地瓜機帶到公司，這樣還省去了外出買晚餐的麻煩。

以我親身的體驗，只要吃一條中型的烤地瓜可以不覺得餓，吃兩條的話，會覺得像吃了一份豬排蓋飯，肚子很飽，再也不想吃別的東西。我曾經自我挑戰看看可以一次吃下幾條烤地瓜，結果吃了兩條半，就再也吃不下了！

每天早、午兩餐我還是照常吃，晚餐則只吃烤地瓜，三個月後，我的體重減了八公斤，血糖值也恢復正常，而且減肥過程中，我完全沒有餓肚子的難過感覺。

案例❷　要想不復胖，每半年來一次。

大約一年前，我實施了「地瓜減肥法」，持續一個月後，竟然減輕了五公斤。這之後的半年內，我的體重沒有再增加。不過在半年過後，我停止以烤地瓜為晚餐，恢復過去的飲食，在將近一年後，本來減輕的五公斤體重又回來了。

去年夏季，我覺得不能再胖下去，又再開始以吃烤地瓜的方式減肥。這一次，只經過三個星期，體重就減輕了四公斤，而且原本凸出的小腹漸漸縮了進去。後來我又持續了一段時間，體重從最初的一百零二公斤減輕為九十四公斤，腰圍很顯然變小了。

或許從外表看起來，我的身材並沒有很大變化，但是在三個星期內減輕四公斤，實在也夠瞧的。

我因為胖，到了夏天特別的怕熱，就算每天洗兩次澡，仍然汗流不止，所以皮膚上老是長著痱子。我不知道是否與吃地瓜有關，我現在已經不長痱子，而且也不像以前一般，整天都在冒汗。

我記取前一次瘦下去又胖回來的教訓，所以每隔半年就再進行地瓜減肥法。如此這般，我計畫這樣繼續下去，打算再減輕一些。

烤地瓜所以吃起來美味可口，是因為它含有的澱粉在加熱後會變成糖的緣故，所以雖然吃起來甜美可口，但不會像蛋糕、餅乾之類的甜點，會使人肥胖。

地瓜含有豐富的食物纖維，又有各種維生素，想要減肥的人，不妨以它取代每天的早餐或晚餐，或是以它代替主食。再者，只要再添加搭配牛奶，就可補足地瓜所短缺的動物性蛋白質以及鈣質，使營養更均衡，可說是一種很完整的組合。

總之，地瓜所含有的食物纖維以及牛奶，能夠給人很大的飽足感，使減肥很容易成功。

案例❸ **兩個月減輕七公斤，不再便秘，皮膚也變好。**

我已持續一段時間用吃烤地瓜來減肥，結果在短短兩個月就減輕了七公斤。

我是這樣吃烤地瓜的：烤到熟軟以後剝掉外皮，加上一匙黑醋、兩大匙牛奶，攪拌成糊狀，早晚各吃一次，而且除了吃地瓜糊之外，不吃其他的東西，中餐則照常吃，沒有任何限制。

我一向討厭甜食，很少吃糖果餅乾糕點之類的東西。不過，對於吃起來甜味十足的地瓜卻不會排斥，甚至覺得很美味可口，而且在吃過的第二天，我的通便情形就獲得改善。原本來我有便秘的傾向，三、四天才上一次大號，現在我變成每天都能夠按時一次，肚子也感到舒服多了。

吃烤地瓜還有一個好處，就是它使我的皮膚變好了。我的皮膚本來就很乾，加上長期上班時吹冷氣，又懶得保養，所以一年到頭皮膚都顯得很粗糙，尤其最近一、兩年更是嚴重，變得沒有光澤，我想大概年紀漸漸大了都會這樣，再也懶得去管它。

想不到，在開始吃烤地瓜後，我的皮膚一天比一天光澤，看起來比以前好了很多。而且又增加了彈性，眼睛四周的小皺紋也不見了。

不過，我從去年的五月方才想到減肥，因為從去年的二月開始我就逐漸的發胖。關於發胖的原因，我認為是喝酒的關係。那段時間，每到下班或休假日，我總是喜歡跟兩三個同事在一起喝酒吃東西，談天論地，以此為樂。當我感到褲子緊繃時時，已經整整胖了七公斤。

想不到在開始吃烤地瓜不久後，就算我喝多一點酒，多吃一點東西，也不會立刻反映在體重上，真令我欣喜異常。更讓人驚訝的是：胖到五十七公斤的我，不到一個月就減輕了四公斤，之後，每一星期就減輕一公斤。如今，我已經減輕了七公斤，又回到原本苗條的模樣。而且，減肥期間我除了晚餐以烤地瓜取代，其餘兩餐我仍然照常吃，所以體力並沒有減退。

減輕了七公斤的我，又恢復了之前的輕盈，肩膀也不再酸痛，腹部和臀部也縮了回去，鬆弛的肌肉也變得結實。發胖時，坐著時肚子鼓得像個球，蹲下時褲檔彷彿就要裂開似的，現在我穿起那些褲子時變得鬆了不少，那些在長胖後不能穿的衣褲，如今都能夠上身了。

案例❹ 瘦成瓜子臉，夢想做明星。

我至今仍然在夢想有一天可以進入演藝界，所以一有空就會磨練演技，並拍下自己的表情以及動作，自我檢討一番。

我知道長相和身材是演員的本錢。我的五官十分搶眼，但是臉上的肉太多了，身材也很「抱歉」。

我唸高中期間時胖時瘦，過了二十二歲就急速地肥胖，體重達到八十三公斤（身高一七五公分），真的很怕看到鏡子裡的自己。

我一直很想走偶像路線，給人一種瀟灑的感覺，但是看看自己這種身材，夢想離我越來越遠，甚至興起了放棄的念頭。

或許上天不忍心看我沈淪，有一天，在一個偶然的機會裡，我碰到一位久未謀面的小學同學，他以前的綽號是「小豬公」，我記得去年同學會見到他時，他還是一付胖嘟嘟的樣子，想不到才一年不見，他就完全變了一個人！

他得意地說：「我在一年內減輕了十公斤耶！」還說：「我的法寶是只吃了烤地瓜喔！」

乍聽之下，我以為他在開玩笑呢！但是他的表情很認真，一點也不像在開玩笑。但是我一向很喜歡吃甜品，我知道地瓜就是夠甜的食品，吃了怎麼可能不發胖反而變瘦？

同學解釋說，地瓜和麵包、蛋糕之類的東西不一樣，因為它含有很豐富的食物纖維，所以不會叫人發胖。於是，我決定也來試一試同學推薦的吃地瓜減肥法。

自從發胖以後，我每天少吃一餐，改成只吃兩餐，但是一點都沒有瘦。我檢討了一下，因為少吃一餐會餓肚子，導致兩餐都吃得更多。不如依照同學說的，兩餐吃烤地瓜，一餐照常吃，這樣至少三餐都不會有飢餓感了。

同學建議的方式是每次吃大約一條半的中型地瓜（有時只吃一條），

同時喝大約一百五十CC的牛奶，或是把烤地瓜放入牛奶裡拌成糊狀吃。另外也有在烤地瓜上淋黑醋，搗碎成泥再吃。沒吃之前，我想像那一定很噁心，但是實際上味道還不錯呢！

我的食量很大，一開始我擔心每餐只吃不到兩條地瓜必定要挨餓，內心覺得很不安，但真正開始實施，我的想法完全改變。雖然我是真的在減肥，但是一點也沒有減肥的感覺。經過一個月，我周圍的人看到我時都會說：「您瘦了喔！」我聽到這句話很高興，又再接再厲繼續下去。到現在為止，八個月了，我減輕十八公斤。

現在我的體重為六十五公斤（一七五公分），身上一點贅肉都沒有，最令我高興的是本來肉肉的臉變成了瓜子臉，很有立體感，經常有女生走過我的身邊，會多看我一眼。

我想我又可以開始做我的明星夢了！

案例❺ **終於可以買現成的西裝了。**

從三年前開始，我就一天比一天的福態。由於我生於一個肥胖家族，父母兄姊都胖胖的，所以我認為自己的胖乃是天經地義的事。

我從事銷售業，薪水的大部分來源是獎金，主管整天盯著業績，如果不理想就會在檢討會上冷言冷語，所以我整天都很焦躁。

我想，我除了先天的肥胖，另外一個最直接的原因是下班後常一個人窩在沙發上，一邊看電視，一邊吃零食喝飲料，希望能夠紓解壓力。有時遇到有球賽轉播，一堆朋友聚在一起熬夜等時間，加上賽局延長，真的是連續吃了幾個小時，還會喝啤酒。

我家沒有體重計，所以我並不確定自己到底幾公斤。不過，我很清楚自己胖的速度很快，也因為一下子胖了很多，令我感到非常沮喪，連以前的好友也不想見。這種心理加重之後，我除了工作時間之外，幾乎整天都關在家裡。雖然我也想到「減肥」這件事，可是受不了挨餓，以致遲遲沒有下決心。

直到有一天，我無意中看到雜誌上有一篇「地瓜減肥超有效」的文章，說是吃烤地瓜能夠減肥。說真的，當時我並不相信，因為地瓜很甜，我從來沒聽過吃甜食可以減肥的。那篇報導還說，最好同時再搭配一杯牛奶，以補充蛋白質和鈣質，但是我是喝牛奶會拉肚子的人，所以就沒把這件事放在心上。後來，實在胖到自己都覺得很難受了，就想說何不試試地瓜減肥法，至於牛奶，我就自作主張用不加糖的豆漿代替，或是用更簡便的黃豆粉。

我在早晚各烤兩條地瓜，烤熟後剝掉外皮，切成小段，沾黃豆粉一起吃。至於午餐我則照常吃和同事一起吃，因為心中想著要減肥，所以自然而然就會點一些比較清淡的食物，如果實在忍不住吃了油炸的肉排，晚餐吃烤地瓜時就不再沾黃豆粉，而改成加一匙黑醋，可以解解膩。

就這樣進行了一段時間，我的體重持續減輕，那種快速瘦下來的感覺，實在叫人興奮。事實上，吃烤地瓜僅僅一個月後，我的腰帶就已經變鬆，向內退了一格。經過將近一年的今天，我總共甩掉大約二十五公斤的肉。我的身高一七〇公分，現在的體重是六十八公斤，雖然看上去還是不標準，但已不會再感到自卑畏縮。

在衣著方面，發胖後，以前的衣服都穿不下了，只好重新買，甚至因為買不到而需要訂做。現在我瘦了，而且比沒有發胖前更瘦，同樣的，那些胖衣服也不再合適，又要重買，但是這種重新買衣服的感覺是喜悅多過惋惜。更棒的是，我現在可以在成衣店買現成的西裝了。

從小就胖的我，從來沒有像現在這樣「輕盈」過，我的父母與兄姊看到我變「窈窕」，都非常驚訝，也躍躍欲試。相信有我的成功經驗，他們也可以達成心願的。

兩個月前，我的三餐恢復正常。由於在減重過程中，很奇妙地，我的飲食習慣改變了，所以現在除了必要的應酬，我幾乎都吃得很清淡，食量也變小了。我想接下來最重要的不是繼續瘦下去，而是不要再胖起來。

案例❻ **瘦了一大圈，不再被人開玩笑。**

十七、八歲是最愛漂亮的年齡，我的很多同學都開始交男朋友，或是被男孩子狂追，而我，只是大家開玩笑的對象。表面上，我看起來不介意，也跟著哈哈大笑，其實內心充滿著恨意和嫉妒。漸漸地，我從討厭別人變成討厭自己。當時的我身高一六二公分，體重八十二公斤。我的身高還可以，但是體重實在是……，這也難怪別人老拿我開玩笑。

我其實算是個多才多藝的人，我會唱歌、彈鋼琴、吹長笛，在學校也經常參加各種學藝比賽得獎，功課也很棒，尤其是數理方面。但是只要是需要動身體的活動，我一律被除名在外，譬如班級啦啦隊、大隊接力等，就連班際拔河都沒我的份，因為大家說我是「虛胖」，並不是真的力氣很大。更氣人的是，我想參加熱舞社竟然也被拒絕。

經過一次又一次難堪的打擊，我下定決心開始減肥。最初我是用最原始的節食方法，但往往是餓得頭昏眼花後更容易暴飲暴食。後來又聽人說要少吃多動，但是一少吃我就沒力氣，哪裡還有力氣運動啊！而且我覺得那樣不但累，瘦的速度也很慢。後來同學介紹我喝一種宣稱一週可以瘦兩公斤的減肥茶，但我喝了以後會心悸。我也去針灸過，就剩還沒去抽脂。……總之，為了瘦下來，我幾乎所有的方法都用過了。

直到有一天，我在網路聊天室看到有人提出吃地瓜可以減肥，而且很多人都跳出來呼應。每個人的狀況不盡相同，用的方式也多多少少有點差異，但重點都是吃烤地瓜，而且每個人都說很有效……。霎時間，我好像看到一盞明燈，覺得自己有救了。

因為我是外地來的學生，在外面和同學合租房子，我買了一個小烤箱，準備展開我的地瓜減肥之旅。我都是前一天晚上把兩條地瓜洗乾淨，第二天一起床就把地瓜放進烤箱，上學途中買一盒鮮奶，帶著到學校當早餐吃。中午我還是和以前一樣，跟著班上同學一起訂便當。到了晚餐，因為我要徹底執行網友說的「用烤地瓜取代早晚兩餐」，所以一放學就直奔回宿舍，洗地瓜、烤地瓜、吃地瓜。因為早餐我沒吃到蔬果，中餐的便當也是以肉食為主，所以晚餐我都會另外吃蔬菜和水果。

到現在一個多月了，我減了八公斤，雖然離標準還很遠，但是已經瘦了一大圈。因為這個方式不會令我感到痛苦，比較可以持續，所以我相信成功是指日可待的。而且我發現，自從執行地瓜減肥法，我得到許多附加的好處，譬如我的生活費變低了，多出來的錢可以買些自己喜歡的東西；以前放學後，我很喜歡和同學相約去逛夜市，吃吃喝喝，現在我為了趕回去烤地瓜，在外遊蕩的時間少了，讀書的時間多了。

因為烤過的地瓜真的很香，我的室友和班上同學也跟著吃起來，有的不胖的同學意外發現長久以來的便秘問題改善了，有的說皮膚變好了，甚至不再長痘痘，現在班上同學都叫我「地瓜達人」，希望不久以後，我瘦到標準身材，不會再被人拿來開玩笑了。

案例7 能夠穿窄管的褲子了！

吃烤地瓜減肥法的效果真令我和我身邊的人感到不可思議。經過八個月，我瘦了二十五公斤，從本來的八十二公斤減到現在的五十七公斤。除了不會連穿衣服都比較有自信了。以前為了遮肚子、遮屁股、遮大腿，都是下半身穿那種有鬆緊帶的寬大褲子，搭配一件超大的襯衫或T恤。其實那都是自欺欺人，一個胖子穿成那樣還是胖啊！

回想我第一次在成衣店趁著四下無人，鼓起勇氣試穿一條窄管的褲子，發現自己竟然穿得下時的那種興奮，真是難以形容。我看著鏡子中的自己，雀躍不已。而且我同時發現，皮膚也變得比較有光澤，原本偏黃的膚色也白裡透紅，沒想到只是單純想減肥，卻得到這麼多額外的好處。

我聽人家說，用不當的方式減肥，雖然短期可以達到目的，但是也會很快胖回來，但是就以我來說，花了八個月減輕二十五公斤，目前五十七公斤的體重已經維持了一年多，而期間我的飲食型態早就恢復正常了。

現在，我還留著我最胖時穿的一條褲子，有時克制不住吃得太多，我就會再穿起那條褲子，並且告訴自己，成果得來不易，如果繼續放縱下去，總有一天還是會回到從前。胖過才知胖子的痛苦，以後我會不定期吃上一段時間地瓜，我發誓再也不要當胖子了。

案例8 大豬公變身充滿自信的陽光男孩

我的身高一七三公分，雖然不是很高大，但因為身材比例不錯，因此體重五十九公斤的我顯得比實際高，加上燦爛的笑容，因此有「陽光男孩」的美稱。

如果是最近才認識我的人會很驚訝，不久前我還是那麼地肥胖，而且因為自卑，所以也不常笑，和現在真的是判若兩人。而我的「地瓜減肥記」實在有夠戲劇化，且聽我道來。

我不是那種突然爆肥的人，事實上我的肥胖史很悠久，從我懂事以來就比一般人胖。小時候還會被說「胖胖的好可愛」，但不會有人形容一個我從小就食量很大，而且總是剛吃過飯不久就喊餓。小學三年級時，我的體重就超過五十公斤，有不少的同學叫我「豬公」，還拿著一顆橘子要塞進我的嘴巴裡。那時我很喜歡一個坐在我後面的女生，但是她經常對我吼著說：「您那麼胖，都擋到黑板了。」有時候，老師請全班吃披薩或麥當勞，總會有人對我說：「您那麼胖，還吃！」

到了高三，因為考試壓力大，我一度胖到近九十公斤，這對一個在學校上了一整天課，放學後還要塞在補習班狹窄空間裡的胖子來說，真的是夠受了。

考上大學的那個暑假，我藉著增加運動量減了五公斤左右。之後因為上了大學住校，經常三朋四友吃吃喝喝的結果，體重終於飆破一百。整個大學期間和之後的碩博士班，我的體重大概就在一百上下浮動，直到進入社會，工作壓力的關係，體重約在九十到九十五之間。但是說實在的，對於一個胖子來說，九十或九十五已經沒有太大的差別了。

有一天，我到書店找有關如何在職場上勝出的書，其中有一本書談到，肥胖除了會引起各種慢性病，對工作很不利，連帶地也會讓人覺得這個人沒有自制力，較不被信賴……。我突然明白，肥胖已經不單純是外表的問題，它還會降低我的競爭力。

我辛苦多年，唸到這樣高的學歷，工作認真，最後卻是被「肥胖」打敗，想想真的很不甘心。於是，我拿出讀書時的拼勁，先採用「上吐下瀉」法，也就是一吃下食物就催吐和吞瀉藥，但三天後我就因為脫水去掛急診，這招算是徹底失敗了。後來我又在網站上搜集了很多古怪的方式，也一一驗證，結果體重並沒有達到預期。

後來我正式到醫院求診，服用醫生處方的食欲抑制劑、到減肥教室、減肥體操教室上課，還按摩能夠減肥的穴道，前後試過了很多的方法，但是始終不見效果。

我旺盛的食欲始終沒有降低，往往剛吃過飯還要吃零食，尤其是甜食。有一天晚上，我聽到有人在叫賣烤地瓜，我忍不住下樓去。正在猶豫要不要買時，老伯好像看透了我的心，笑著告訴我：「年輕人，吃地瓜可以減肥呢！現在好多人都用吃地瓜來減肥……」我當時認為他一方面在推銷烤地瓜，另方面在挖苦我，於是我掉頭就走。

回到房間，我很好奇地上網查看吃地瓜是否真能減肥，沒想到有很多人成功。之後，我就把烤地瓜當成主食，平均每天吃兩條。逢到我把烤地瓜當成主食吃時，必定會另外加一碟蔬菜或者水果。因為我知道只吃烤地瓜的話，營養會不均衡。就這樣，採取以烤地瓜為中心的食生活之後，我逐漸改掉了暴飲暴食的習慣，僅僅在三個半月之內，就減輕了十四公斤，變成六十一公斤，後來又花了同等的時間，瘦到現在的五十九。

現在飲食已經恢復正常，但是比以前常運動，也不再貪嘴路邊的炸雞排。我希望一直維持這樣的狀態，因為瘦下來之後，我在各方面都變得很有自信，工作也更有衝勁，不再怨天尤人。

案例9 **地瓜免除我失業的恐懼。**

以前我在一家規模很大的公司上班，待遇也很不錯，我本來說可以做到退休的，但是後來某個原因使我不得不離開，而在三年前換到現在的工作，當起了一名保全人員。

我在那家大公司上班時，生活作息方面很有規則，每星期都能夠上健身房三、四次，因此我的體能和體態都很不錯。自從擔任保全人員，工作的型態變得比較不固定，有時候必需坐車來往於各地，而且接觸的案子令人緊張。剛開始我不太習慣，為了紓解心理壓力，休息時我會吃很多東西，於是體重直線上升。不久後，我的體重已經超過了一百二十公斤，至於到底是多少我也不知道，因為磅秤只能量到這裡。

肥胖到這種地步，長官已經看不下去，他暗示我，「作為一位保全人員，身手矯健是必要條件……」，我有一種丟掉工作的恐懼感。而且我也年近四十了，很擔心再這樣胖下去，會開始出現成人病。

當時我需要一種可以快速瘦下來的方法，因為外在的情況不允許我慢條斯理地慢慢減肥。我在電視、報紙上經常聽到減肥減到剩下半條命的，所以不敢嘗試來歷不明的減肥藥，而且如果搞壞身體沒辦法工作，老婆小孩難道要丟給爸媽養嗎？

正當我苦無對策時，剛好表姊從日本回來，她說起日本正在流行吃烤地瓜減肥，她還順便買了一個烤地瓜的土鍋。

表姊告訴我，土鍋可以直接放在瓦斯爐上面使用，只要半小時左右就可以把地瓜烤熟，而且這樣烤出來的地瓜特別可口。

在這裡我要特別感謝我的老婆，她除了照顧兩個小孩，還要為了我每天一大早起來洗地瓜、烤地瓜。如果當天沒有值晚班，她煮完晚飯後，還要再為我烤一次地瓜，讓我一進家門就可以吃到。

中餐我大都在外面吃，以前很喜歡吃漢堡，現在常吃清淡的日本料理或湯麵。剛開始，我擔心自己食量大，會吃不飽，不過在實行吃烤地瓜減肥後，食量自然變小，而且也變得不喜歡吃油膩的東西，真的令我很意外。

兩個月後，當我站上體重計，指針指在一百一十的地方，也就是說我至少減了十公斤。之後，我每個星期都會量體重，而且每次都會減輕，到後來我變得很喜歡量體重。

三個月後，我的體重就進入一百公斤內，長官看到我的成果也很感動，反而要我不要太「虐待」自己，但是我實在很享受那種變瘦的感覺，所以更賣力地減，況且，吃地瓜減肥一點都不痛苦，體力也沒有變差，算是一種很「人性化」的方式。

回想爆肥的那段日子，不但很容易累，脾氣也很壞。下了班，一聽到小孩的吵鬧聲，就會對著他們大吼大叫，現在我變得比較有耐性了，經常和孩子一起玩。從前如果白天站久了，晚上腳就會腫得很厲害，現在則不會了（後來我才知道，地瓜具有利尿作用，能治兩腳的浮腫）。另外，我聽說感到疲勞時吃點甜食，可以使心情愉快，對解除焦躁不安很有效，我在吃了甜甜的烤地瓜後，的確有這種的感覺。

我的目標是減輕體重到八十公斤左右，雖然還有一大段路要走，而且我聽說越到後面越難減，但我已有這個心理準備。

案例⑩ 不但減輕體重，記憶力也增強。

我現在是個高中生，我是在國中一年級的青春期發育後「變形」的，回想起那段過程，真是有笑有淚。

我小六到國一，身高和體重都有所增加，但不成比例，我只長高了五公分，卻重了十三公斤。小時候我的外號叫「油條」，現在竟然被叫「饅頭」了。

當時大人們說那是過渡期，以後就會慢慢瘦下來，但是事實上並沒有。看著小學時瓜子臉的照片，真不敢相信，短短兩年，我就變成大餅臉了。更可悲的是，除了臉，身上還多了一圈肥滋滋的油。以前穿什麼衣服都好看的我，現在只敢穿深色的緊身韻律褲外加長長的大T恤（還好我的小腿並不粗），至於洋裝、短裙、窄管牛仔褲完全與我無關了。

那時候，我除了洗臉時會看看鏡子裡的自己，其他時候我很討厭照鏡子。有時候經過商店的櫥窗或是大廈的玻璃帷幕，都故意不看自己被反射出來的樣子。但是我知道，逃避並不能改變事實，我真的厭惡繼續當一個胖子了。

國中生都非常好奇也非常勇敢，小道消息又多。當時班上不只我一個人很胖，但奇怪的是，胖的人都不想減肥，反而是那些身材很令人羨慕的人整天嚷著要減肥，所以我得出一個結論：不要問胖子如何減肥，她們就是「束手無策」才會把自己搞得那麼胖。

那時候班上有個「減肥團」，但清一色是身材姣好的人組成。每當她們高聲交換著減肥撇步時，我都暗記在心，並私下偷偷嘗試。可是不知道是因為沒有效果，還是新鮮感過了，每次要不了多久，她們又會換新的方式。我跟著她們試過了種種的飲食療法，包括斷食；另外還有只吃蘋果的、只吃香蕉的，身上裹保鮮膜的，手指纏線的（當然我只有放學後才會展開），用薑汁泡澡的……，不勝枚舉。

直到有一天，不知是誰打聽到一種吃地瓜的減肥法，說是搭配牛奶，早晚取代正餐，就可以快速減肥。當時還有同學說，放出這個風聲的人心機很重，因為她想讓大家都吃胖，好使自己看起來最窈窕。也難怪大家會這樣懷疑，因為地瓜是屬於澱粉類，而且吃起來甜甜的，吃了不發胖就阿彌陀佛，哪有可能減肥。

事實上，那些「減肥團」的成員身材標準，沒有非要減肥的壓力，遇到「可疑」的方法就直接跳過。但是我則不同，我已胖到「走投無路」了，於是我在半信半疑下，打算偷偷地展開「地瓜減肥法」。

最初媽媽聽到我說吃烤地瓜可以減肥，簡直笑翻了，但基於愛女心切，還是答應幫我早晚烤地瓜。之後，我真的乖乖地早餐和晚餐都是地瓜配牛奶，中餐則和同學一起訂便當，因此並沒有人發現我在偷減。而且因為中途我也不會餓，上體育課仍然很有體力，使我很安心。

實行的第一個星期，我雖然沒有顯著覺得有變瘦，但也沒有變胖，而排便卻比較順暢了。我想，就算減肥無效，至少可以解決另一個頭痛的問題，所以就繼續下去。

時間過得真快，一個月過去了，我的制服裙竟然變鬆了。以前剛吃飽飯趴下午休時，我都要偷偷解開裙鉤，不然腹部會被勒得很緊，現在竟然覺得很輕鬆。我覺得很有成就感，而這種成就感會促使我堅持下去。媽媽看到慢慢瘦下來的我變得開朗了，也更賣力地幫我準備地瓜餐。

發胖後，上體育課時我能偷懶就偷懶，變瘦之後，覺得自己「輕盈」很多，不再排斥多做些活動。以前上下學，連兩站公車的距離我都懶得走，硬要搭爸爸上班的便車，現在我會早一點出門，走路上學。總之，吃地瓜減肥給我一種說不出的活力。後來我從報紙上得知，攝取糖分後，腦內會分泌一種羥基色胺的神經傳達物質，能使人感到心平氣和，並且地瓜所含有的維生素 B_1 能促進腦功能，提升記憶力。

很快地，暑假來臨，我再接再厲，進行的整整兩個月的地瓜減肥法，搭配一些居家的簡單運動，我竟然一口氣減了九公斤（總共三個多月），開始敢穿貼身的短T恤了。

開學了，同學們看到我都瞪大了眼睛，不敢置信，圍著我問到底是怎麼瘦的。我先要大家猜猜看，結果沒有一個人猜對。當我宣佈答案是吃烤地瓜時，四周響起一片驚呼，好多人都表示也要試試看。後來我被奉為「減肥團團長」。

從那之後，一直到高中的現在，我都沒有復胖。每當我聽到有人要減肥，無論男女老少，我都會推薦他們「地瓜減肥法」。

第三章

地瓜能夠治療的疾病

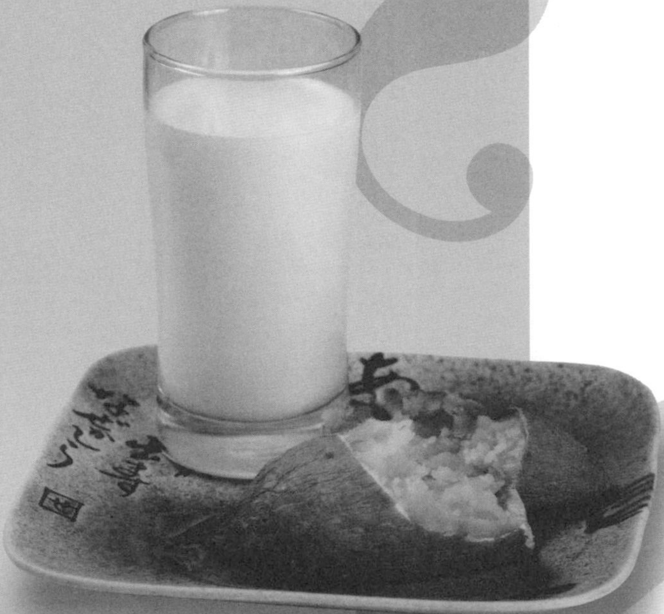

健胃整腸

吃下的食物長時間滯留於體內會腐敗發酵產生毒素，並從腸腸壁進入血管，循環於體內，使血液污染，引起種種令人不愉快的症狀。

食物變成糞便後又無法排出體外，就形成便秘，這是很多人的苦惱。有的人為了解決便秘問題，會定期吃瀉劑，甚至有的老人家會使用灌腸油，事實上這都是有礙健康的。

居住於新幾內亞的人極少罹患便秘，他們的胃腸機能與消化力都非常好，健康指數也比多數文明地區高，其中秘訣就在於他們的飲食生活。

新幾內亞的人以地瓜為主食，一天吃兩餐，每一餐吃大約吃五百公克，每天要吃上一公斤左右。因為地瓜含豐富的食物纖維，有助於排泄，這也就是為什麼當地人胃腸機能好又不易罹患便秘的原因。

或許以米食為主的我們，無法完全改吃地瓜，但不妨試試「地瓜斷食法」。可以選在不上班的週六或週日進行，只要一天就夠了。

在這一天之內，必需吃一公斤以上的地瓜（可以分成三餐吃，最好每餐吃半公斤），再配上少許的番茄和洋蔥。地瓜最好採取烤的方式，不加調味料。採取這種健胃整腸斷食的翌日或是第三天，會排出很多（約一公斤）糞便。如此重複吃幾次，就能解決便秘的問題，並提升胃腸機能與消化力。

使血液循環變好

地瓜含有豐富的維生素A、B_1、B_2、C、K、P等的維生素，以及鉀、鈣等礦物質。根據醫學臨床報告顯示，地瓜對於神經痛有療效，因為吃了地瓜後，能夠使血液循環變好。地瓜除了我們常吃的塊莖部分，地瓜葉也可以吃，無論是川燙會是清炒都很可口。地瓜葉曬乾後還可以當成茶葉，用開水沖泡；生葉則可以打成汁直接飲用。

消除腰痛並增強內臟功能

腰痛往往是因肝臟或腎臟功能不良所引起。時常腰痛的人，只要時常吃地瓜，體內不足的維生素、礦物質就能夠獲得補充，使血液恢復功能，提高肝、腎的機能，不會輕易引起腰痛。

高血壓、生理痛、腦血栓的後遺症與血液不潔有密切的關連，只要多吃地瓜能使血液潔淨，從而避免或減輕這些病症。

風濕熱是當身體免疫力或抵抗力衰弱時，病菌感染所引起的一種疾病，而免疫力與抵抗力的根源就在於血液。血液的功能是殺死細菌、病毒、異物，並且製造出對疾病的免疫力以及抵抗力。時常吃地瓜可改善造血機能，提高免疫力與抵抗力。另外，多攝取鈣質，血液循環會變好，氣也隨之會貫穿病痛的部位，所以身體的疼痛與疾病就能夠獲得改善。地瓜就含有豐富的鈣、鐵，以及葉酸。

提高白血球的殺菌作用

血液紫斑病又稱為「自我免疫疾患」，也就是抗原抗體複合物黏在血管壁，引起所謂的酵素反應而導致的疾病。尤其是腎臟以及腸粘膜的血管壁比較薄，更容易受到影響。有些血管性紫斑患者，在切除了扁桃腺以後，紫斑病就會痊癒，因此有些學者認為此病與扁桃腺的細菌感染有關。

果真如此的話，不妨多吃地瓜，因為地瓜可提高白血球的殺菌作用，只要細菌被消除，抗原抗體複合體就會減少，紫斑病就能夠獲得改善。

目前為止，再生不良性貧血的起因未明，對此，有學者提出「自由基會奪走造血細胞的自我複製能力」，而白色地瓜就有消除自由基的作用。

消除支氣管內的細菌

中年以後的支氣管擴張症乃是細薄的支氣管末端損壞而膨脹，而使人不能正常呼吸（換氣）的疾病。支氣管一旦遭到破壞，是不可能復原的，如果滯留於支氣管內的細菌無法排出，又逢到身體免疫力降低時，就會使支氣管發炎。白地瓜具可提高白血球的殺菌功能，使免疫力提高，支氣管炎的細菌就會被消除。

促進細胞新陳代謝

人體細胞新陳代謝最不可短缺的物質為鋅，可以使所有臟器活化的則是磷，而地瓜就含有多量的鋅與磷。此外，常見於肉類中的維生素B_1，以及可使細胞延遲老化、使血管保持彈性的維生素E，白地瓜內的含量也很豐富。不僅如此，白地瓜也含有提高肝機能的維生素K。

長期吃白地瓜，確實可改善肝功能，使血壓、血糖值下降，甚至有人利用白地瓜治療癌症，而獲得良好的效果。

降低血糖與血壓

白地瓜所含有的寡糖不同澱粉分解後產生的葡萄糖和蔗糖。白地瓜含有的寡糖不會使血糖值升高，反而會使血糖值下降。低卡洛里的寡糖會使腸內的比菲優菌（益菌）變得活潑，對預防便秘與消除肥胖很有幫助。

白地瓜含有很豐富的膳食纖維，與其他食物進入胃裡後，可以延緩消化的速度，使其他糖質被吸收以及進入血液的時間拉長，使血糖值長時間保持安定。在這種情形下，胰島素的分泌不必太多，胰臟的負擔可以減輕很多。

糖尿病的最大原因在於營養攝取過剩，以致胰島素分泌增多，使胰臟感到不勝負荷，因此，只要多攝取寡糖以及食物纖維就能夠預防並輕減糖尿病。同時，高血壓也會引起動脈硬化，如果多吃地瓜，可預防血壓上升。

白地瓜還含有強化微血管的維生素P、使血液保持潔淨的維生素E，以及豐富的維生素K，這些成分可改善眼內出血，增強視力，有眼睛方面疾病的人，也不妨多吃白地瓜。

降低尿酸，改善痛風症狀

一般人所說的「痛風」是指血中尿酸值過高時，引起腳大拇趾的關節炎。至於為何痛處在腳大拇趾，至今仍然不明白。

痛風與飲食不當息息相關，譬如慣食肉類、愛喝酒、菜餚過油過鹹等等，都會使血中尿酸值提高，造成新陳代謝障害。而地瓜所含有的礦物質能夠提高肝臟、腎臟機能，促進尿酸排泄，改善痛風的症狀。

另外，痛風與活性氧（自由基）關係密切，合成尿酸的酵素亦是製造活性氧的酵素，多吃地瓜可以消除活性氧，對改善痛風症有幫助。

提高肝功能

紫地瓜的特徵是帶著濃濃的紫色，是地瓜中顏色較深的品種，但味道與其他顏色的地瓜並沒有兩樣。它之所以呈紫色，是因為含有很豐富的花色玳，而且成分非常安定，即使經過烤、蒸或煮，也不至於流失，並能夠很有效率地被人體吸收。

紫地瓜可增強視力，因為它能夠消除血液中的自由基，使眼睛周圍的微血管強健，並使血液循環變好。紫地瓜所含有的豐富花色玳，不僅對血管的健康有所幫助，同時對負責淨化血液的肝臟也很有幫助。

日本宮崎大學教授杉田博士針對紫地瓜進行一項實驗，他以五十名肝功能異常者為對象，讓他們每天喝一百二十CC紫地瓜生汁。四十五天後，這些受試者的肝功能都有了明顯的進步。罹患肝病未滿五年者，其GTD、GOT、GPT改善了二十%以上。

最好的抗氧化食物

所謂的抗氧化物質，就是指能夠消除自由基（活性氧）的物質。自由基會使我們的身體老化，恰如堅硬的鐵也會生銹。我們的細胞「生銹」以後會變得脆弱，血管壁也會因此受損而引起動脈硬化。

紫地瓜（芋仔地瓜）含有很豐富的多元酚，能夠防止上述病症的發生。多元酚中有一種稱為「花色玳」的紫紅色素，經研究證實，它比藍莓中的花色玳更容易被人體吸收。

顧腸胃，青春養顏

野生地瓜又名「山藥」，黏度越強，藥效越好。過去，野生地瓜一直被當成病人的調養食物，因為它能夠使人快速恢復體力。

野生地瓜最大特徵是含有豐富的澱粉分解酵素和糖質分解酵素，正因為如此，胃腸衰弱的人也可以安心食用。以蛋白質的含量來說，是所有薯類之冠。

削掉野生地瓜外皮時，會出現黏滑的物質。此種物質能夠使蛋白質在體內被有效利用，促進食物的營養吸收。

野生地瓜的另一項特色是含有「過氧化氫」的氧化還元酵素，這種物質能消除自由基，確保人體健康。野生地瓜的食療效果能及於全身，它不僅增強體力，提升抵抗力，更能調節體液的分泌。此外，它還能直接作用於呼吸、消化、內分泌系統等器官，治癒疾病，使身體快速恢復健康。

就以糖尿病來說，野生地瓜可促進胰島素分泌，使血糖下降，對糖尿病的治療很有幫助，尤其是燉煮的野生地瓜豬胰湯最具療效。至於因老化引起的各種症狀，諸如健忘、容易跌倒、聽力退化、腰酸背痛等，吃野生地瓜也能夠獲得立竿見影的改善功效。最神奇的是，野生地瓜還具有強精作用，並能降低女性更年期障害。

野生地瓜一年四季都買得到，但以秋末冬初收成者較佳，因為此時野地瓜所含的水分將蒸發掉一部分，黏性會增強，味道更為可口，藥效也會跟著增強。

野生地瓜最好選擇較粗大者，因為細小者藥效比較薄弱。要避免漂白過的，因為它雖然外觀好看，但是藥效較差。此外，野生地瓜不宜放置太久，切開食用後，剩餘的部份必需在兩三天內吃完。

對男性泌尿疾病有幫助

有些人會夜間頻尿，並因而導致慢性失眠。此外，排尿時無法一次排放乾淨，小便細軟無力……，這些泌尿方面的疾病也困擾著許多人。

野生地瓜（山藥）特有的黏滑成份是一種稱為「黏肮」的物質，具有類似荷爾蒙的功能，可調整體內各種機能趨於平衡。以男性來說，如果有攝護腺方面的毛病，排尿就會感到不順暢，排尿次數增加，或是有殘尿的感覺。這時，只要積極吃野生地瓜，經過一小段時間後，不但能夠解決泌尿方面的問題，也能夠同時增強精力。

吃野生地瓜有個訣竅：如果是白天頻尿的人，最好在早餐時吃，如果是夜間頻尿的人，最好在晚餐時吃。

對婦女病也有幫助

野生地瓜含有很豐富的消化酵素，能促進穀類的消化，幫助胃腸的活動。但由於消化酵素在高溫下會被破壞，因此最好是生吃，譬如磨成泥狀食用。

野生地瓜有促進荷爾蒙分泌的作用，使體內的異性荷爾蒙活性化，對男性、女性都有效用，尤其是改善女性更年期所引起的不適症狀，具有顯著效果。

降低藥物副作用

白地瓜因為含有多種維生素及礦物質等微量營養素，能使健全的血液與細胞再生，並且抑制白血病的惡化。治療白血病期間，必需與藥物的副作用展開激烈的搏鬥，白地瓜具有使肝臟活化的作用，使肝臟的解毒工作能更有效地進行，從而將藥物的副作用降到最低。

對痔瘡有效

黃地瓜含有各種有益人體的營養素，在這些營養素中，維生素K、維生素C具有止血作用，維生素E以及卵磷脂則能夠使血行良好。這些成分發揮相乘作用後，能大幅度改善痔瘡、胃病以及十二指腸潰瘍。對於以上這些會出血的疾病，吃黃色地瓜最為有效。

強化細胞與細胞的結合

在短時間內，重複地發生動脈瘤或者硬膜下血腫的人，原因在於腦部的血管太過脆弱，或是血液循環不良。

白地瓜所含有的維生素C與維生素P能夠強化細胞與細胞的結合，使微血管強健。此外，白地瓜所含有的維生素E能促進血液循環，維生素K則有止血功能，能消除血腫。

排出體內的老舊廢物

黃地瓜含有豐富的維生素E、卵磷脂，以及維生素K等等，最大的功能是使體液的循環良好，同時還具有止血作用。持續吃黃地瓜，由於它所含有的成分會逐漸發生作用，新鮮的氧氣以及營養將迅速被運到全身，身體不必要的老舊廢物將陸續被回收，然後被排泄出去，使全身的營養狀態變好，血液暢行到身體每一個角落，皮膚的狀態也能夠獲得改善，變得光滑細緻。

黃地瓜也富含維生素Ａ、鉀以及鐵等，可增強對疾病的抵抗力，如果感到身體狀況不好，或者健康方面有問題，不妨多吃一些黃地瓜。

第四章

吃地瓜改善疾病的實例

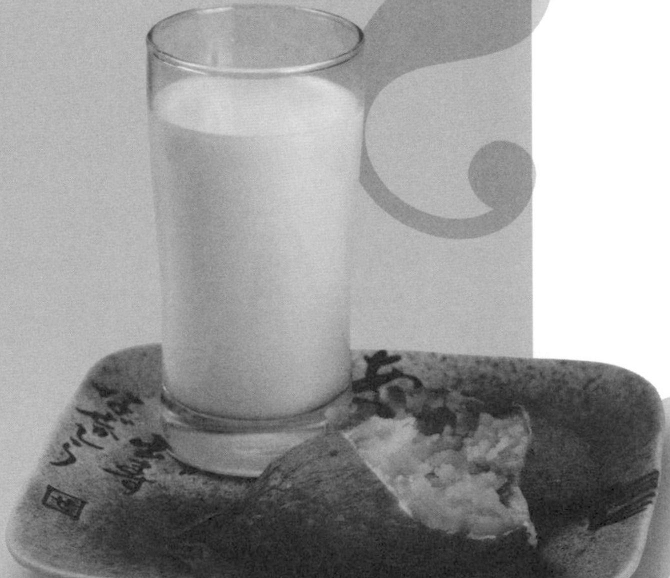

案例❶ 原因不明的血腫消失，血糖值降低

我在一家銀行上班，每天都過得很忙碌。大約兩年前，我在一次健康檢查中，獲知腦部長了動脈瘤，當時我十分驚慌。

動脈瘤是動脈的某個部位出現異常的膨脹，一旦破裂，腦部將會大出血，嚴重的話有可能死亡。於是，我決定立刻接受開刀。

為了不使腦動脈出血，那次手術中我的腦內裝上了金屬鉤。所幸手術很成功，幾天後我就出院回家了，只是此後每天都要做復健。我以為就此沒事了，可萬萬沒想到，又罹患了慢性硬膜下血腫（發生於腦硬膜與蜘蛛膜之間的血腫），同年十月我再度開刀，幸運的是月底就出院了。

然而自始至終我的頭部都沒有受到重擊，所以不知道罹病的真正原因。對此，醫生也沒有肯定的答案。不久，硬膜下血腫又再度發生，還好那次的出血量較少，所以並不需要再次開刀，醫生也表示可以看看情形再

說。然而，我還是感到忐忑不安，因為腦血管的病變一再發生的話，等於是抱著一顆不知何時會爆炸的炸彈。

生病期間，我很偶然的在書店看到一本國外的雜誌，裡面有一篇報導說黃色地瓜對出血性病症有效。我因為擔心腦部血腫再發，就姑且一試。我早晚各吃一條烤地瓜，每次都加入少許黑醋，攪拌成泥狀後在飯前吃下，我也不知道是否因此奏效，狀況確實改善很多。

經過兩三個月，我再度去接受腦部檢查時，醫生很驚訝的對我說：「您的血腫變小了！」我感到又驚又喜。因為我並沒有服用藥物，所以我相信一定是吃地瓜的結果，於是我再接再厲地吃下去。又過了一個月，我的血腫全部消失了，我的內心很激動。此後，在幾次的檢查裡，都沒有再發現血腫。

事實上，以我的親身經驗，吃地瓜的好處不止如此。持續吃地瓜以前，我的血糖值大約在一四〇mg／dℓ上下，現在已經下降到一百左右了，也不必再服用降血糖的藥物了。

案例❷ 減輕了白血病藥物的激烈副作用。

我在四年前由公司例行的健康檢查中，被醫生診斷出白血球異常。以健康的人來說，白血球的正常值是一立方毫米中有四千至八千個，而我的白血球數目竟超過了九萬，難怪我很容易感到疲倦，甚至健檢的前幾天，我連爬車站的階梯都感覺彷彿兩腿懸空，幾乎就要倒了下去。

健康檢查的一星期後，我因為感到非常的不安，悄悄到大學附設醫院徹底檢查一次，結果白血球數目又增加到十二萬之多，我只好住進醫院，我的病名是「慢性骨髓性白血病」，也就是染色體有了異常，在骨髓內製造血液的細胞無法發揮正常功能，白血球因此不斷增加。

在治療方面，首先投以抗癌劑以抑制白血球增加，待白血球減少到某個程度，再投以干擾素（抑制病毒增生的物質）。十月初住院的我，等待著投入抗癌劑後白血球減少，再於十一月初接受干擾素的治療。

不管是使用抗癌劑、干擾素都會招致發熱、全身倦怠、食欲不振、頭痛、脫髮等的症狀。我之前就知道副作用很嚴重，已有心理準備。為了克服這一類的副作用，我也試服了不少健康食品。

我住院一個月後，有位朋友來看我，當時他剛從國外回來，帶給我一罐白地瓜製成的健康食品。對於白地瓜能夠治病強身的事情，我早就聽人說過，於是決定服用它。它的味道和烤地瓜很像，只是做成藥丸的形狀。我早晚飯前各服用十顆，一天共服用二十顆白地瓜丸。

說也奇怪，服用白地瓜健康食品後，原有的化療副作用竟一掃而空，這一點令我很意外。猶記剛注射干擾素的那段時期，我曾發燒到三十九度以上，感覺到很痛苦。我原本每隔一天注射一次，不久改為每天都要注射。很可能是由於我開始服用白地瓜丸的關係，雖然打針的頻度增加，但是我始終只有發出微熱而已。

經過三個月的住院生活，我出院返家，並且又再度回到原來的工作崗位，改成每隔幾天到醫院一次，接受抗癌劑的治療。那段時間我仍持續服用白地瓜丸，雖然還是會頭部沈重，全身倦怠，走一小段路就覺得很累，但醫生說比起同樣罹患白血病的人，我的副作用算是很輕微的。

另外，開始注射干擾素後，我的頭髮就大把大把地脫落，我很擔心如此下去頭髮會全部掉光。還好在服用地瓜丸大約一個月後，頭髮就不再脫落，而且還長出新的頭髮。

現在，我一星期有五天要注射干擾素，抗癌劑則每兩天一次，白血球的數目已穩定在兩千五百到三千五百之間，而且步行半小時到一小時已不成問題，每星期也可以上班兩到三天。

我能夠恢復到這樣的程度，應該是我一邊治療，一邊服用地瓜丸的關係，它使我的副作用減到最低，不至於感到痛苦。

白地瓜能夠使血液與細胞再生，並含有抑制白血病進行的維生素及礦物質。事實上，治療白血病的過程中要與藥物副作用的搏鬥，白地瓜具有使肝臟活化的效果，使肝臟的解毒功能增強，因此可以抑制藥物的副作用。白血病又稱作血癌，為了不使它再發，病後我還會繼續食用它。

案例❸ 免除了化療常見的掉髮和嘔吐的折磨。

大約在五年前，我的胃部時常感覺到疼痛，而且不管是吃過東西還是空著肚子都是如此。我感覺不太對勁，但一直以為只是胃炎。想不到接受檢查後，醫生說是罹患了胃癌，如果不開刀，就只剩下三個月的生命。於是，我毫不考慮地立刻接受手術，割掉了胃與十二指腸，就連胰臟、脾臟、膽囊都要不保。

醫生說必需等到體力恢復之後，才能開始化療。然而一提起化療，我就想到掉髮和嘔吐的問題，還有高燒的折磨。妻子見我憂心忡忡，叫我吃白地瓜試試看。她說自古以來，白地瓜就被當成藥物利用，因為它能夠治好多種疾病，於是我開始每天早晨吃白地瓜。

我的開刀過程很順利，預後也非常良好，因此一個月後開始接受化療。那時我已吃了一小段時間的白地瓜，但是對使用化療抗癌的方式仍感到不安。想不到在接受化療後，我的身體狀況完全沒有轉壞，就連頭髮也完全沒有脫落。也因為我的身體狀況良好，所以能夠以每週一次的頻率連續做了五十次以上的化療，連醫生也很驚訝。如今我仍在持續治療中，但是我有信心一定會康復的。

案例❹ 血管性紫斑病大改善，腹痛消失了。

我那十六歲的兒子在四年前罹患血管性紫斑病（全身血管發炎，皮膚上出現血斑的疾病），因為很可能會併發腎炎，我心急如焚。

血管性紫斑病最容易在幼兒階段發病，青春期和成年後也有發生的案例。以我兒子來說，剛開始他的症狀有點像感冒，老是喊全身乏力。症狀持續三個月後，他的關節開始疼痛，臉部、手臂、下半身陸續出現紫斑，看起來像是皮下出血引起的，並且範圍慢慢地擴大到身體各部位，同時還伴隨強烈的腹痛，時常嘔吐，還從肛門排出血液。根據醫生的說法，那是由於腸壁也出血的緣故。由於狀況嚴重，兒子很快地住進了醫院。

醫生說不出疾病的原因，好像也沒有什麼治療法，兒子在住院期間只接受對症療法，也就是由醫生投以類固醇以及鎮痛劑。出院後，兒子在兩年內反覆內出血與腹痛，時常因此無法上學。到了第三年，兒子的身體狀況有所好轉，但好景不常，等他進入高中時又舊疾復發。

那時仍以類固醇與鎮痛劑治療。由於類固醇劑的副作用，兒子的臉脹了起來。

不僅如此而已，我兒子的尿中也出現了蛋白，我很擔心會演變成腎炎，一旦如此，病就會拖很久，所以我非得想辦法阻止腎炎的併發不可。話雖如此，但我並不知道如何著手。

當我束手無策時，有人向我說：「試試紫地瓜吧！因為它對血液疾病有效。」於是我就照他的說法做，每天早晚各用一條紫地瓜，洗淨後連皮切成小塊放入果汁機裡，再加入一些蘋果一起打成汁，然後用紗布過濾，給兒子飲用。

喝了紫地瓜汁後，兒子腹痛的次數越來越少，不過只要稍為停喝，紫斑病的症狀又會復發，所以我認為這一定是紫地瓜在發揮效果。經過了一年，兒子不需要再使用類固醇了。如今，我兒子每隔兩三個月到醫院追蹤檢查一次，但始終沒有蛋白尿的現象。

案例5 肝功能變好很多，酒後不再頭昏腦脹。

我特別喜歡喝酒。對於吃的方面我還可以節制，唯獨黃湯令我欲罷不能，每次我都喝到不醉不歸。沒有酒的日子對我來說實在是太悲慘了！

我寧可不吃飯，但是不能不喝酒。尤其是晚餐，即使是在家吃飯，我還是要喝上幾杯，也就是說，一年三百六十五天裡，我從來沒有一天斷過酒，而且我特別偏愛酒精濃度高的酒。為此，我老婆不止一次威脅要跟我離婚。

年輕時這樣狂喝我還挺得住，但年過四十後經常會頭昏腦脹，走起路來，有一種兩腳不著地的感覺，尤其到了第二天早上更是頭痛欲裂，全身乏力，幾乎無法上班。

我到醫院檢查得知，肝臟功能已大幅度衰退，醫生勸我立刻戒酒，否則性命不保，但酒就是我的命啊，戒酒更會要我的命。但我也不能都不顧性命，於是就少喝一點，但頭痛的狀況並沒有減輕。

就在那時，有一位綽號「酒仙」的老人家告訴我吃紫地瓜可以改善酒後的狀況。我當時根本不知道地瓜還有紫色的。老人家說，紫地瓜特徵是它的肉呈現紫色，別名叫「芋仔番薯」能夠很有效的提高肝功能。

聽到老前輩如此說，我就到市場購買一堆紫地瓜，晨昏各吃一條。晚上的那條就在晚酌時吃。僅僅五天後，喝酒後的不舒服感輕減了，連以前動輒就拉肚子的現象也有了改善。如此繼續吃了一個月後，喝酒的翌日不再感到頭昏腦脹，倦怠感也消失。

在這一年之內，我的GTP已經由一五六下降到四十七IU／L（正常值為八～三十八IU／L），GPT由四十四降低到二十一IU／L（正常值為四～四十三IU／L），而GOT也由三十五下降到二十五IU／L（正常值為八～三十八IU／L）。

到了這種境地，我可以放心的喝一些酒，而不必承擔戒酒所帶來的痛苦了。

案例❻ 大幅改善夜盲症，視力也增強。

我的父母親都戴著眼鏡，都是上班族。他們異口同聲的說：「在我們那個時代，放學後都要在光線不足的教室裡接受補習，所以搞壞了眼睛……」

我很可能是受到父母的遺傳吧，我的視力一向不好，但是我的近視並不深，在高中畢業時大約兩百度左右。以這種度數來說，日常生活不會構成太大障礙，看書時也不會感到困難，但如果是看電影、看電視或等公車，我就得戴上眼鏡。

我最大的困擾是一到夜晚視力就會變得很差，只要身處稍為黑暗的地方，就會完全看不清楚四周以及自己的腳下，時常會跌傷，尤其是黑暗的樓梯間最叫我感到害怕。阿嬤說我罹患了「雞仔目症」，就如同雞一般，一到夜晚就看不見東西。媽媽則說，我很可能缺乏維生素A，於是購買高單位的魚肝油給我服用，而我為了自己一雙怕黑的眼睛，只好勉強吃最討厭的紅蘿蔔。

即使做了種種補救措施，我怕黑暗的眼睛依然如故，完全沒有改善的現象。我感到十分沮喪，以為一輩子掙脫不了「雞仔目」症的糾纏了。那時，我時常到書店看免費的書，有一天，我看到一本外文雜誌記載著一則新聞，說是紫地瓜所含有的豐富花色玳對視力有很大的幫助。此種所謂「花色玳」的物質能夠消除血液中的自由基，使眼睛周圍的微血管變得強健，使血液流通順暢。

我不知道紫地瓜為何物？只好請教在廟前賣地瓜的一位老伯，他告訴我說：「紫地瓜就是芋仔番薯啊！諾，那兒不是有一大堆嗎？」老伯所指的那一堆地瓜並沒有什麼特別之處，跟一般地瓜沒有什麼兩樣，但是把它切開來時，裡面的肉竟然是如假包換的紫色呢！

買回了一袋紫地瓜後，我思考著應該如何吃它們，我想為了充分吸收紫色地瓜所會有的花色玳，那麼就利用果汁機把它們打成汁以後，早晚各喝一杯好了。我將紫地瓜削掉外皮，再切成小塊放入果汁機，加一杯冷開水打成汁，飲用前加一些蜂蜜調味。

喝這種紫色地瓜汁，有時也會感到厭膩，所以有時我也把它烤來吃。大約吃了四十天左右，我感覺夜晚進入不開燈的廚房時，不再像以前一般感到一片黑漆漆，而可以看到放置於流理台上的瓶瓶罐罐，很輕易就可以拿到自己想要的東西。在從前，我必需打開燈才做得到。又經過一個月，我進入黑暗中，眼睛已能很快地適應了，黑黑的樓梯間不再對我構成威脅，我已經能夠快速的爬上爬下，再也不會跌傷。

如今雖然我的近視依然如故，但是夜盲症則完全消失了。

案例7 改善了攝護腺肥大，胃潰瘍不藥而癒。

五十歲以後，我的排尿就變得不順暢，有時站立一段很久的時間後仍然無法排尿，有時又頻頻地想排尿。但是在排尿後，又有一種尿沒有排乾淨的殘尿感，非常不舒服。不久後，我變成吃不下東西，就算只吃一點點，腹部就會有膨脹感，短短兩個月，體重就由六十公斤掉到五十二公斤。

有一天，我的胃突然疼得很厲害，實在叫人忍不住，我到醫院接受檢查的結果，醫生說我罹患了很麻煩的胃潰瘍，還說我有攝護腺肥大的毛病。聽了醫生的話，我久久說不出話來，想不到，我竟然同時患了兩種疾病。所幸，我還不到非開刀不可的地步，只要先服藥即可。

那段期間，我的體重一直減輕，對於身高一七二公分的我來說，五十二公斤的體重已經太輕了，沒想到之後又少了兩公斤。我完全沒有胃口，對任何東西都提不起食欲，但因為不想再繼續瘦下去，只好勉強自己多少吃點東西，而且長期不好好吃東西，會渾身沒力，無法正常作息。

每天我上班都會經過一個公園，裡面有許多老先生老太太在做運動，其中有一位我的鄰居看到我一付瘦弱又無精打采的模樣，問明了原因，就立刻建議我吃野生地瓜。

我在吃野生地瓜以後，第一個感覺是消化不良的狀況改善很多。以前我動不動就會拉肚子，腹部也時常感到悶痛，吃野生地瓜兩星期後，我拉肚子的次數明顯減少，腹痛也緩和了許多。而幸運的是，我住家的附近就有一些人種植野生地瓜（把山野間的野生地瓜引到平地種植），所以我不愁野生地瓜的來源。

我每天大約使用五十公克的野生地瓜，切成小塊後加水打成汁，而且我是連渣一起喝掉，有時實在嚥不下去，就加些蘋果醋，除此之外，不加任何調味品。我不僅晚餐時吃野生地瓜，逢到肚子空時也不忘吃一些。

大約一個月後，胃潰瘍所引起的疼痛已經降到最低，同時在排尿方面也感到舒暢。以前，我每次排尿時都有尿沒有排空的殘尿感，而且夜晚必需起來三、四次，真是苦不堪言。現在不但胃部已經不再疼痛，夜間只要起床排一次尿就可以了。因為睡眠變充足，食欲也逐漸恢復，我的體重又變成原來的六十公斤，體力也增強不少。

案例❽ 中性脂肪降低，頻尿獲得改善。

我母親是糖尿病患者，後半輩子都在服用降低血糖的藥物，不敢吃甜的食物，而且體力很是很衰弱，受盡了糖尿病的折磨。

我可能是受母親的遺傳，五年前開始，每年接受健康檢查時，醫生都說我的血糖值過高。聽到醫生好幾年都如此的說，我只好把喝酒量降到最低，而且也限制每天所攝取的卡洛里量。想不到這樣一年下來，情況並沒有絲毫改善，想想自己節食又減少喝酒量，真是不值得。

最糟的時候，我的血糖值升高到二三〇mg／dℓ（正常值為七十～一一〇mg／dℓ），中性脂肪值也升高到二三五mg／dℓ（正常值為三十～一五〇mg／dℓ），膽固醇值也升高到二五〇mg／dℓ（正常值為一三〇mg／dℓ～二三〇mg／dℓ）。

我開始感到恐慌，不知應該怎麼辦才好。我到處請教高明的結果，有人教我吃野生地瓜。據說，野生地瓜對降低中性脂肪與血糖很有幫助，所以我就立刻買回一堆野生地瓜試試。我早晚各吃野生地瓜泥一次，方法是把大約兩百公克的野生地瓜洗乾淨，切成小塊，再放入果汁機裡打成泥狀，最後加入一些冷開水以及蜂蜜。

本來我可能是血糖值過高的關係，時常有頻尿的現象，每隔一個半小時就要排尿一次。到了夜晚更糟，一夜總要起床排尿三、四次。因為我一心一意想使血糖值下降，因此早晚都會飲用野生地瓜汁。最初一個月，血糖值並沒有任何下降的跡象，我感到有些灰心，但是仍舊持續的喝下去。到了第三個月，我再也不會動輒就感到身體疲倦，口渴的現象也跟著減輕，同時臉色也變得紅潤許多。更令我驚喜的是，頻尿的症狀也大幅度輕，白天裡只排尿四、五次，夜晚最多排一到兩次，有時甚至整夜都不必起床呢！我去接受檢查的結果，才知道中性脂肪已經降低到八十mg／dℓ，膽固醇值降低為一九〇mg／dℓ，就連血糖值也降低到一三〇mg／dℓ。

我相信只要持續飲用野生地瓜汁，中性脂肪值、膽固醇值、血糖值仍然會持續下降。據我所知，高血糖的狀態持續下去的話，血球中的血色素就會與葡萄糖結合，而產生糖血素。血糖值會在短時間內發生變化，但是糖血素能夠反映出一個月的血糖值，所以一直被當成是否有糖尿病的指標。比起血糖值，糖血素的下降更能確實證明糖尿病獲得改善。

人體吃下過多的糖，會轉變成中性脂肪，如果多吃能夠抑制糖類吸收的野地瓜，就能夠減少膽固醇等血中脂肪。

案例❾ **減輕風濕病，心情變愉快**

十五年以來，我一直為風濕病所苦。在這段歲月裡，我一面到醫院接受治療，一面不停的吃民間偏方和各種對風濕有利的保健食品，但一點也沒有收效。五年前，我的風濕病惡化，不僅渾身疼痛加劇，兩個膝蓋也積了水，接著手腳、頸部的關節痛了起來。

關節的嚴重疼痛，使我四肢僵硬，全身幾乎無法動彈，看醫生的結果是每天服用六錠類固醇製劑。後來我的關節消腫了一些，但是疼痛依舊。每天我都扭曲著臉，拖著一雙沈重的的腳過日子。那時，我常掛在嘴邊的一句話是「只要能夠消除關節的疼痛，就算傾家當產，我也甘願……」兒子聽了還以為我瘋掉了呢！

不久後，由於類固醇製劑使我的關節痛緩和了一些，所以改為一天服用三錠。後來有一天我到中藥店去幫兒子買「轉大人」的中藥，和老醫師聊起我的病症，他告訴我野生地瓜對風濕病有幫助，而且很多人試過都說有效……。

我彷佛找到了救命仙丹，一回家就把老醫師的說法告訴先生。多年來他看我吃了很多苦，於是到處向人打聽哪裡可以買到野生地瓜，最後終於排除萬難幫我買到了。我的吃法是採取烤食的方式，早晚各取一條野生地瓜烤熟後，剝掉外皮，把地瓜肉搗碎，再加入一小匙黑醋，攪拌均勻後食用。

很無奈的是，我在吃烤野生地瓜一個月後，並沒有任何的反應。我感到很失望，以為這一招又不管用了。我回去問老醫師是怎麼回事，他告訴我要有耐性，每個人的見效的快慢不一樣。於是我又繼續吃，但心中並不抱太大的希望。不料兩個半月後，身體的狀況真的變得越來越好。在這之前我持續服用類固醇製劑，關節雖有消腫，但疼痛依舊，如今在吃烤野生地瓜才兩、三個月，關節的疼痛竟然輕不少。現在我不管站著或者坐著都不覺得疲倦，甚至走一個多小時的路，仍感到很輕鬆。

我又到醫院接受檢查時，我的風濕症主治醫生說：「你的風濕病轉好很多，再隔不久後就不必服藥了。」我對醫生提起吃野生地瓜的事，他好像不太相信，只是表示吃地瓜對人體沒有壞處。另外，風濕病人在使用類固醇製劑後，幾乎都會導致貧血症，我也不例外，因此還需要同時服用造血劑，想到以後連造血劑也不必服用，心裡就格外高興。

事實上，我除了風濕，還有慢性支氣管支炎的毛病，一早一晚都會咳個不停，奇妙的是，風濕症狀轉好後，也不再咳嗽了。往年每到夏季，我就毛病叢生，常跑醫院，打針，甚至吊點滴，脾氣也很暴躁。今年我的身體明顯改善，心情跟著愉快起來，老公和小孩都說我變溫柔了，而且做起家事來帶勁多了，還有剩餘的體力可以去逛街血拼呢！

案例⑩ 治好胃潰瘍，痔瘡不再出血

五年前的一次公司健康檢查，我的報告中顯示，我罹患了胃潰瘍以及十二指腸潰瘍。那時，我除了偶爾胃痛之外，並沒有什麼其他不適症狀，況且我聽說工作壓力大很容易胃痛，很多同事都有相同的情形，所以我並不當一回事。

因為我們是科技公司，男性居多，而且大部分都年輕未婚，下了班就經常相約喝酒，所以我以為是喝酒造成胃潰瘍和十二指腸潰瘍。後來更嚴重時，我每隔三天要打一次針，並且服用藥物。我問了其他一起喝酒的同伴是否也有相同的病症，只有一位的回答是肯定的，但是他並沒有像我一樣需要打針吃藥。在我的追問下，他說有人教他吃地瓜，因為他認為沒有什麼根據，而且科技人還信這一套，覺得很不好易思，但既然我問了，就讓我知道也無妨。他說野地瓜有種種好處，尤其是有良好的止血效果……。

我鄉下老家剛好有空地，媽媽為了我的身體，竟然不辭勞苦重起了野生地瓜，還送來給我。我家裡是採取無農藥的種植方式，並且只使用很少的肥料。到了春天，野地瓜的莖葉長得很茂盛，尤其是葉子又大又綠，因此我除了喝地瓜汁也吃地瓜葉。地瓜葉很美味，一點也沒有草腥味或土味，用開水燙一下，沾醬油吃，味道非常鮮美。有時候我也會把地瓜葉放入味噌湯，更添風味。

一年後，又到了健康檢查的時間，如我所預料的，我的潰瘍消失了！

此前，我還有痔瘡的毛病，而且出過血。因為我很不喜歡上醫院，所以並沒有去開刀或吃藥，只是一直在忍耐著疼痛。我想痔瘡的原因可能跟我長時間坐著有關，想不到在吃野生地瓜一年多以後，痔瘡也消失了，直到現在，不曾有過疼痛與出血。另外，就算我喝了酒也不會有宿醉的現象。

後來我去找了更多野生地瓜的資料，發現它還可提高人體的自癒力，也能使腎功能、肝功能變好。說起來或許有不少人會感到意外，那就是逢到肝功能衰弱時很容易發生痔瘡。

吃地瓜不是什麼偏方，而是經過我親身經歷，千真萬確有好處的。

案例⑪ 輕減膠原病，免除開刀

三年前我才和白地瓜結緣，但是我整整被膠原病糾纏長達三十年之久。二十五歲那年，有一天我突然燒到四十度，兩手僵硬，腫脹，疼痛。到醫院檢查的結果，醫生說我罹患了風濕病。後來更進一步追蹤，正確的說法是我得了膠原病。

膠原病的初期症狀與風濕很像，風濕病的特徵是關節會感到疼痛，身體的外表有所惡化，膠原病患者則在肺部、腎臟等器官產生異變，外表並不會有明顯的變化。對於這兩種疾病，醫生都採用類固醇治療法，我當然也不例外。

不久以後，我不知道是否是類固醇的副作用，或是膠原病本身使然，二十七歲時我的股關節產生了病變，兩腿很疼痛，終於無法走路。檢查的結果，醫生說我的大腿骨有問題，而且症狀急速惡化，最後只好以輪椅代步。這是我結婚後一年的事情。

醫生勸我接受手術，但我很怕開刀，想憑自己的力量克服這種疾病。那時，只要是經濟範圍之內，聽到人家說吃什麼東西有效，我就買來吃。到了三十五歲，我漸漸可以拄著枴杖行走。隔年，我又脫離了枴杖。雖然行動還不是很俐落，但是可以單憑著自己的一雙腳就能行走，還是令我開心不已。

當時我只能一小步一小步移動，而且每走十分鐘就要停下來休息一下喘口氣。我仍然需要服用類固醇，雖然它的副作用實在太多，好幾次都想停藥，但是為了逃避開刀，我還是勉強自己接受。而且我發現，一停藥我就開始發熱，內臟機能也變壞。

六年前開始，我接受了針灸治療，疼痛情況稍有改善，但膠原病的喉嚨腫痛、發癢不止等症狀還是不能避免。在那時，我長期訂閱的健康雜誌登出了一篇文章，說是白地瓜能夠治療改善各種的疾病。我並非有百分之百的相信，不過我仍然去購買一堆白地瓜。

對於那些白地瓜，我採取了很多種吃法，譬如連皮帶肉烤熟吃，煮成地瓜湯，有時也用果汁機打成汁（必需加入一杯冷開水）。通常我並不在白地瓜湯裡加糖，只加少許的薑片和鹽，趁越喝下去。

以各種方式吃白地瓜大約一個月後，我的身體狀況有了很大改變，本來我幾乎每天都在下痢，後來變成兩天一次，三天一次，再變成一個星期一次……。

　　我的體質屬於寒性，手腳終年冰冷，夏天也不敢吃太涼的食物，到了冬天幾乎每天都在流鼻水，苦不堪言。如今，我的手腳開始感到溫暖，夏天變成喜歡吃涼拌之類的食物，冬天也很少再流鼻水，比較不怕風寒，很少感冒。

　　現在，我已經能夠憑自己的一雙腳走相當遠的路。不過我畢竟罹患過大病，所以在日常生活方面不敢掉以輕心，我仍然持續的在吃白地瓜。

案例⑫　不再受腰痛折磨，頭皮屑沒了。

　　從兩年前開始，我就對健康類書籍感到興趣，並且邀集了二十幾位同好組成讀書會，交換健康資訊，我也是在這個組織中得知白地瓜對某些疾病有療效。

　　其實五十五歲的我雖然已進入更年期，但還算健康，不曾罹患過什麼大病，但近幾年來出現了便秘和腰酸背痛的毛病。我心想或許是年齡大了，免不了這裡痛那裡痛，所以也就不以為意。便秘的狀況則是常常兩三天不上大號，腹部會有一種的壓迫感，很不舒服。

我以前就知道多吃地瓜可以幫助排便，但沒聽說過還可以改善腰酸背痛。所以開始吃白地瓜，我只單純是為了解決便秘的痛苦，並不預期腰背會好起來，但說也奇怪，這兩件困擾我已久的毛病，竟然同時消除了。

我吃白地瓜的方法不限於煮或烤，我喜歡把白地瓜切成細絲，用醋水浸個五分鐘後撈起來，加上美奶滋，當成沙拉吃。

我先生的血壓本來就比較高（一六〇／九五），常聽他叫頭痛，我建議也一起吃白地瓜沙拉，大概經過兩個月左右，他的血壓就恢復了正常。

我女兒老是說頭皮屑多，頭皮時常發癢，雖然每天洗頭，但好像總是喜不乾淨似的。她也是連續吃了白地瓜之後，頭皮屑逐漸消失，再也不嚷頭皮癢了。

此外，我個人除了解脫了腰痛，胃腸機能也變好很多，也因為不再便秘，身體感到輕盈……。於是我興起了自己種白地瓜的念頭。我在自家旁邊的畸零地上種了大約二十株白地瓜幼苗，想不到它們很快就發芽了，接著長出一大片綠色的葉子，生氣盎然。

我也時常摘採白地瓜葉，洗淨後放入滾水裡燙熟，沾醬油吃，或是將洗乾淨的白地瓜葉放在太陽下曬乾，再研成粉末，加入一些胡椒粉、精鹽、柴魚末，撒在白飯上當調味的佐料。

很多人都說白地瓜很不易種植，以我的親身經驗，大約四個月就可以收成了。我每天早晚都取用大約五百克的白地瓜，去掉外皮之後切成小塊，用果汁機打成汁（必需同時加一大杯的冷開水），再用紗布把渣濾掉。我們一家四口，包括我那健壯如牛的兒子，每天早晚都喝地瓜汁。

後來我種白地瓜種出了興趣，越種越多，自己吃不完，就送給功德會的朋友，其中一人的表姊曾因腦血栓開刀，手腳變得不靈活，吃了一段時間白地瓜，情況也漸漸好轉。一位年輕的女孩本來有生理痛的毛病，也減輕了。還有一位老太太，把白地瓜藤切成小段後曬乾，塞入布袋當成枕頭，據說有安眠的效果。

案例⑬ **牙齦不再出血，下體不再發癢**

九年前，當時三十六歲的我收到表妹的一份生日禮物，令我有點意外。原來表妹參加了一本女性雜誌的有獎問答，被抽中了，獲贈兩盒健康食品。表妹知道我一向熱中於吃健康食品，就將它轉送給我。那是由白地瓜為原料製成的乾燥粉末，可以用熱水泡來喝。

我一直有牙齦出血的毛病，之前看過醫生吃過藥，也吃過許多聲稱有效的健康食品，但都沒有改善。雖然我曾聽說過白地瓜有止血作用，但是我想地瓜這麼便宜的東西，應該也不會有太大效果吧。但說也奇怪，第二盒還沒吃完，我的牙齦就不再出血了，但我想說不定是巧合吧！

我還有一個隱疾，就是私處常會乾癢，尤其每次生理期剛結束時特別嚴重。我也看過醫生，吃藥加每天用藥水清洗，我都做到了，但是只要一停用，不久又會再犯。況且我很不喜歡去看婦產科，雖然已結婚生子，但還是會感覺尷尬。沒想到，吃了白地瓜健康食品，不知是否心理作用，那個地方感覺不那麼乾癢了。

我把那兩盒地瓜沖泡粉吃完後，本想再買來吃，一問之下，比我想像中貴很多。由於瓜本身非常便宜，讓我覺得廠商以它為原料，冠上「健康食品」就哄抬價錢，真令人不甘心。我想不如來吃真正的白地瓜，便宜又不含人工添加物，一舉兩得，但缺點是要常常採買，而且比較麻煩一點。

吃的方式有很多，最簡單的是乾烤，但夏天這樣吃感覺好像會上火，我就改成用蒸或煮的（連皮），如果吃久了會覺得沒味道，我也會磨成泥或打成汁，加上蜂蜜，要不然就去皮後切成小塊，放在電鍋的內鍋裡，加水一起蒸，熟了以後，拌一匙的薑汁紅糖……都非常美味。總之，可以想各種吃的方式，才不會因為吃膩了而中斷。

先生看我每次都吃得津津有味，也一起加入，也不知是否地瓜發生了效用，他的便秘不需要藉用藥物來排除，頸部的腫脹感也消失了，整個人變得神清氣爽。

沒想到，因緣際會拿到兩盒地瓜健康食品，到後來自己用生地瓜取代，還是治好了我和先生困擾已久的幾種毛病。

案例⑭ 肛門不再出血，肝臟也變好。

我老公年輕時就患了嚴重的痔瘡，還到醫院開過刀，以為這樣可以一勞永逸，沒想到兩年前又復發，上大號都會流出大量的血，也因此身體變得很虛弱，體重也減輕不少。醫生建議再開刀，但我老公已經六十二歲了，不想再動手術，雖然割痔瘡只是個小手術。

那時我剛好在參加社區老人大學有關中醫藥膳的課程，但講的大部分是養生方面的內容，譬如教人如何依季節燉補，如何按摩或泡腳之類的。後來我把我先生的狀況向老師詢問，剛開始他建議我把薑黃的根部曬乾，再磨成粉末，叫我老公早餐後服用一小匙，但沒有什麼效果。於是老師又要我試第二個方法，就是吃白地瓜。

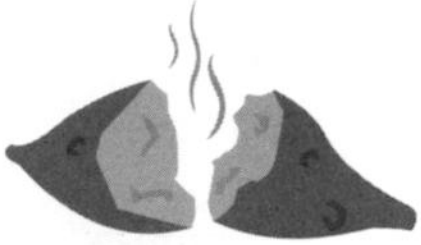

我心裡想，憑白地瓜這貌不起眼的東西，就可以治好這麼難纏的病嗎？我和先生就在半信半疑之下展開「地瓜大作戰」。我先生很喜歡美食，要他天天吃白地瓜簡直比登天還難，但為了一線希望，也就硬著頭皮接受了。所幸我們沒有白費心血，老公的出血狀況果真不那麼嚴重了。

狀況好一點之後，老公就不想再繼續吃了，停了一陣子，但沒有多久，又嚴重了起來，於是我又讓他恢復吃白地瓜，只是原本一天吃兩次，改成一天吃一次。持續了半年，幾乎都很少出血了。

原本老公因為喜歡喝酒，肝功能不太好，而且關節和肩頸都會痠痛，每次去醫院看病，醫生都叮嚀著要戒除不良習慣，上了年紀要好好保養身體，建議他少喝酒，多吃蔬果，少吃肉，要吃也要吃白肉而不是紅肉，菜餚也要盡量少油、少鹽……。最後醫生提到，可以多吃地瓜，因為地瓜營養豐富，纖維質也高，對身體很好，甚至青春期孩子吃了可以減少青春痘……。

老公回來後轉述，沒想到西醫也推崇地瓜的好處，讓他對地瓜更有信心了。此後老公不再排斥地瓜，甚至逢人便鼓吹大家一起吃地瓜。回想從最初他勉強把地瓜當藥來吃，到現在，他已經愛上地瓜，把它當每天不可或缺的食物了。

國家圖書館出版品預行編目資料

地瓜祛病減肥法 / 李鴻奇著. -- 初版.
--臺北縣新店市：世茂, 2007. 10
面； 公分. -（生活健康；B325）

ISBN 978-957-776-877-3(平裝)

1.食療 2. 甘藷 3. 減重 4. 食譜

418.913 96019181

本書中所提供之資訊與方法並非要取代正統的醫療程序，因個人體質、年齡、性別、特殊病史等各異，若您有任何身體上不適，我們建議您應優先請教專業的醫護人員。

生活健康B325

地瓜祛病減肥法

作　　者／李鴻奇
責任編輯／徐宜中
封面設計／莊士展
出 版 者／世茂出版有限公司
發 行 人／簡玉芬
登 記 證／局版臺省業字第564號
地　　址／（231）新北市新店區民生路19號5樓
電　　話／（02）2218-3277
傳　　真／（02）2218-3239（訂書專線）
（02）2218-7539
劃撥帳號／19911841
戶　　名／世茂出版有限公司
單次郵購總金額未滿500元（含），請加50元掛號費
酷 書 網／www.coolbooks.com.tw
製　　版／辰皓國際出版製作有限公司
印　　刷／長紅彩色印刷公司
初版一刷／2007年10月
七刷／2013年5月
定　　價／140元
ISBN 9789577768773